chuyện ICU

Lá gan hạnh phúc

• *Để bảo vệ quyền riêng tư, tất cả những nhân vật và địa danh trong tập truyện này đều đã được thay đổi.*

CHUYỆN ICU - LÁ GAN HẠNH PHÚC

PGS. BS. Huỳnh Wynn Trần

NXB Liên Phật Hội (United Buddhist Publisher)
Xuất bản lần thứ nhất tại Hoa Kỳ, 2023
với sự cho phép bằng văn bản của tác giả
Hiệu đính và thiết kế bản in: Nguyễn Minh Tiến
ISBN: 979-8-3303-3612-8

BS. HUỲNH WYNN TRẦN

Chuyện ICU

Lá gan hạnh phúc

UNITED BUDDHIST PUBLISHER

Wynn Medical Center
Dr. Wynn Tran Media

9126 Valley Blvd Ste. B
Rosemead, Los Angeles County, 91770, USA
Tel: 626-573-9003 / 626-316-8287 / 626-316-8169
Fax: 626-573-0641

Mục lục

PHỤ LỤC

Lời nói đầu

Lần đầu tiên tôi biết khoa ICU (Intensive Care Unit, Khoa chăm sóc đặc biệt) là chỉ sau vài giờ trong ngày đầu tiên đặt chân đến Mỹ. Khi đó, ba tôi phải nhập viện lúc khuya vì lên cơn đau tim đột ngột. Tôi thấy mình như lạc lõng trong một thế giới khác. Một thế giới ai nấy đều mặc đồng phục dày cộp, đeo khẩu trang, xung quanh có rất nhiều máy móc và dây nhợ chằng chịt.

Đó là lần đầu tiên tôi nhận ra cuộc sống mong manh đến nhường nào khi thấy ba mình nằm lọt thỏm giữa đống dây rối bù, còn những con số điện tử cứ hiển thị lên xuống trên những chiếc máy vô hồn. Nhưng, giữa những thứ tưởng chừng vô hồn đó, là những lời nói sẻ chia, những cái ôm, cái nắm tay và ánh mắt động viên chân tình của các bác sĩ và điều dưỡng... Tất cả như có sức mạnh kỳ diệu, truyền lại sự sống cho ba tôi. Từ đó, tôi đã cảm mến khoa này.

Năm thứ hai học y khoa, tôi vào khoa ICU thực tập. Trái với cảm giác lo lắng và sợ hãi của nhiều sinh viên vì phải đối mặt với quá nhiều áp lực, tôi lại yêu thích khoa này. Đây là nơi các lý thuyết về hóa học, điện giải, tim mạch, gan thận... được thể hiện một cách thật sự rõ nét qua những triệu chứng lâm sàng, thậm chí qua sự tử vong của bệnh nhân. Một tháng tại ICU giúp tôi học được nhiều kiến thức y khoa hơn một năm học trên sách vở.

ICU là nơi bệnh nhân thật sự trần truồng, chỉ có một lớp vải mỏng che bên trên cơ thể, kết nối với hàng chục dây nhợ. Sự mong manh của cuộc sống được thấy qua từng giọt thuốc vận mạch giữ huyết áp, qua từng nhịp lên xuống của lồng ngực theo máy thở và qua những dòng điện tâm đồ nguệch ngoạc. ICU cũng là nơi tận cùng của phép thử về tình yêu, lòng bao dung, sự sợ hãi và tranh giành quyền lực, tiền bạc. Đây là nơi có tỉ lệ tử vong cao nhất bệnh viện. Bệnh nhân vào ICU chữa trị chỉ có hai hướng: đi lên các tầng trên khi bệnh đã thuyên giảm hoặc đi xuống nhà xác ở tầng hầm. Trung bình 10 bệnh nhân vào ICU, ba người sẽ theo thang máy xuống dưới.

Trong suốt những năm tháng ở ICU, không biết tôi đã chứng kiến bao lần ly biệt, bao nhiêu cái chết, những nỗi dằn vặt khi người mình yêu thương không còn nữa. Nhưng ICU cũng là nơi con người nhận ra nhau, nơi yêu thương nở hoa, qua đó chúng ta mới hiểu thế nào là đánh mất và thế nào là giá trị của hiện tại. Xin mời quý vị cùng tôi đi vào ICU để cùng trải nghiệm những cung bậc của sức chịu đựng, nỗi đau đớn, lòng vị tha, sự tử tế và tình yêu.

PGS. BS. Huỳnh Wynn Trần
Los Angeles, Hoa Kỳ

Có nhiều cách để trở về

Thu xếp được lịch nghỉ, vợ chồng Frank từ Arizona đến thăm cô con gái cưng Elizabeth vừa sinh con trai đầu lòng tại New York. Niềm vui nhân đôi khi ông vừa được thăng chức Giáo sư Sinh học tại một trường đại học nhỏ nằm ở phía Nam Arizona. Ở tuổi năm mươi tư, trông ông trẻ trung hơn nhiều so với bạn bè đồng môn. Vợ chồng Frank cũng vừa kỷ niệm ba mươi năm đám cưới bạc.

Sinh ra và lớn lên ở thành phố nhỏ vùng ven Phoenix, thời phổ thông, anh chàng Frank đã để ý cô bạn cùng lớp Cathy có đôi mắt xanh tròn lém lỉnh cùng mái tóc vàng óng ả. Cả hai nhanh chóng kết thân, hẹn hò, và cùng vào đại học. Frank học ngành sinh học trong khi Cathy học về tài chính. Ra trường, cả hai lấy nhau. Frank tiếp tục học lên tiến sĩ trong khi Cathy làm ở một công ty kiểm toán gần nhà. Cuộc sống êm đềm của cặp vợ chồng trẻ thấm thoắt trôi qua. Cả hai có một đứa con gái tên là Elizabeth, được đặt theo tên nữ hoàng Anh vì gia đình Frank gốc Scotland. Thoắt cái cô con gái duy nhất đã học thành tài ở New York, ngành tài chính như Cathy, và giờ cô cũng đã có một gia đình nhỏ.

Ngồi trên máy bay rời Phoenix, Frank ngả đầu hồi tưởng ngày xưa. Nhìn sang thấy vợ đã ngủ, mái tóc vàng nay đã điểm bạc, ông thầm mỉm cười thấy mình thật may mắn. Frank tuy không giàu có nhưng có một cuộc sống hạnh phúc. Có lẽ vì vậy, ông thấy thời gian trôi qua nhanh quá, chớp mắt đã hơn ba mươi năm.

Tại sân bay Laguardia New York, gia đình Liz, tên thân mật của cô con gái, đón tiếp hai vợ chồng ông giáo trong tiếng cười giòn giã và những cái ôm thật chặt. Cả nhà dùng bữa tối ấm áp với món thịt cừu nướng, khoai tây chiên, bánh mì giòn rụm, cùng nhâm nhi rượu vang thơm nồng. Đây cũng là món khoái khẩu của hai vợ chồng ông. Buổi tối ấm áp càng ấm cúng hơn trong căn hộ mới mua của Elizabeth. Frank và vợ cười nói suốt buổi. Ông uống hơi nhiều rượu vì thấy vui. Frank biết có vài người bạn của ông giờ đã ly dị hay vướng vào những chuyện đau buồn khác. Còn ông, tìm được người vợ hiền, thấu hiểu và chưa bao giờ lớn tiếng với nhau suốt hơn ba mươi năm chung sống, thì quá là may mắn.

Nói chuyện với Ben, chồng của Elizabeth, Frank nhắc lại ngày Elizabeth chào đời, vợ ông bế đứa con gái bé bỏng ấy trong tay, thoắt cái cô bé đã trưởng thành và có con nhỏ. Nhìn cô con gái rượu duy nhất giờ đã thành đạt và có một gia đình yên ấm, đang ru đứa con nhỏ ngủ say, Frank siết nhẹ tay Cathy, vợ mình, mỉm cười hạnh phúc.

Buổi tối trước khi đi ngủ, ông nói với vợ rằng cảm thấy hơi khó thở và phải kê gối cao hơn để ngủ. Frank nghĩ do uống hơi nhiều rượu nên khó thở. Cathy cũng hơi lo, nhưng nhớ lại bác sĩ gia đình của Frank ở Arizona khen ông khỏe mạnh ở lần khám thường niên năm ngoái nên bà cũng đỡ lo.

Hai hôm sau, chứng khó thở của Frank càng nặng. Buổi sáng, hai vợ chồng định đi bộ trong công viên trung tâm gần nhà, nhưng Frank thấy trong người mệt đến mức đi không nổi. Vợ chồng Elizabeth lập tức đưa ông đi cấp cứu. Hình chụp X-quang, CT phổi và các xét nghiệm khác khiến bác sĩ phải quyết định cho Frank nhập viện.

Kết quả cho thấy Frank bị xơ phổi mạn tính với suy hô hấp cấp do viêm phổi. Từ hơn một năm nay, Frank đã thấy khó thở mỗi khi lên cầu thang nhưng không báo cho vợ cũng như bác sĩ gia đình biết. Ông cho rằng do mình làm việc quá nhiều nên kiệt sức dẫn đến khó thở. Ông không đến bác sĩ khám mà vẫn ráng làm việc.

Ở phòng cấp cứu, ông được trợ thở bằng oxy, mới đầu chỉ hai lít mỗi phút, nhưng nồng độ oxy trong máu vẫn không đủ lên trên 90%. Frank vẫn thấy mệt. Cô điều dưỡng tăng dần đường thở oxy, lên đến sáu lít, và cuối cùng phải cho ông thở bằng mặt nạ oxy, vậy mà vẫn không đủ oxy đưa vào máu. Frank cảm thấy mình đang lả đi, như không còn đủ sức để hít vào thở ra nữa. Một lát sau, Frank lịm đi trong phòng cấp cứu.

Bác sĩ cấp cứu lập tức đặt ống thở nội khí quản. Nhịp thở của Frank mới ổn định trở lại và chỉ số oxy trong máu mới dần lên được trên 90%.

Tối hôm đó, chỉ hai ngày sau khi ông đáp máy bay xuống New York, Frank được chuyển lên ICU.

Cả gia đình đều sốc khi Frank được chẩn đoán xơ phổi kỳ cuối. Frank không hút thuốc nên việc ông bị bệnh phổi là điều khiến cả nhà bất ngờ. Cô Liz ngồi thẫn thờ ôm đứa con nhỏ, còn Cathy mắt ráo hoảnh, dọn hẳn vào phòng chờ ICU ở với lỉnh kỉnh vali mang theo từ Arizona. Bà vẫn chưa hết sốc trước việc chồng mình phải nhập viện vào ICU. Frank mấy hôm trước còn cười nói, hào hứng với dự định đi tham quan tượng nữ thần Tự Do cùng gia đình, nay chỉ nằm đó với lồng ngực lên xuống theo tiếng máy thở. Frank chưa bao giờ đề cập đến những dự định của mình nếu chẳng may ông đổ bệnh, nên gia đình cũng không biết sẽ phải làm gì.

Bệnh xơ phổi mạn tính là căn bệnh quái ác. Vì nhiều lý do, các nang phổi bị viêm lâu dài, dẫn đến tổn thương, và cuối cùng là xơ cứng. Phổi của người bình thường có thể co giãn để hít thở không khí. Phổi bị xơ không thể giãn nở, dẫn đến chức năng trao đổi oxy và cacbon dioxit bị mất đi. Vì vậy, máu không thể có đủ oxy.

Vì thiếu oxy trong máu nên bệnh nhân bị mệt, không thể làm việc nặng. Về lâu dài, xơ phổi dẫn đến tăng huyết áp phổi và làm tim yếu do phải bơm máu vào hệ thống mạch bị xơ, dẫn đến các cơ quan quan trọng khác như thận hay gan cũng bị ảnh hưởng.

*

Frank vào ICU đã được ba hôm. Hôm nay, ông vẫn thở máy nhưng đã tỉnh táo hơn chút trong những lần giảm thuốc gây mê. Mỗi lần mở mắt, Frank nắm chặt tay Cathy như không muốn xa lìa. Thỉnh thoảng, có dòng lệ chảy ra bên khóe mắt ông. Dù Frank không nói được do có ống thở trong miệng, nhưng Cathy hiểu rằng chắc Frank đau lắm khi cử động cơ thể, cái ống thở cứ lên xuống theo cổ họng khiến ông nhăn mặt.

Cathy ngán ngẩm nhìn Frank nằm xung quanh một đống dây nhợ và máy thở. Bà vẫn mong đợi một phép mầu xảy ra.

Mỗi lần tôi gặp gia đình Frank, câu đầu tiên họ hỏi luôn là: "Bác sĩ nghĩ sao? Chồng tôi có đỡ hơn không?" Tôi trình bày vắn tắt về thuốc trụ sinh và các chỉ số sinh tồn chỉ tốt hơn một chút, Frank cần dùng ít oxy hơn, nhưng phim X-quang phổi vẫn cho thấy dấu hiệu viêm sưng và viêm phổi.

Đến ngày thứ năm trong ICU, buổi sáng gặp tôi, Cathy chợt hỏi:

"Bác sĩ có tin vào cầu nguyện không?"

"Vâng, tôi tin. Tôi sẽ cầu nguyện cho sức khỏe ông ấy tốt hơn."

Cả gia đình Cathy cùng cầu nguyện cho Frank ở nhà, nhà thờ, lẫn phòng cầu nguyện trong bệnh viện.

Bên ngoài khoa ICU, ở cuối dãy hành lang là phòng cầu nguyện. Nơi đây, bất kỳ ai thuộc các tôn giáo khác nhau đều có thể đến cầu nguyện. Nơi đây có cả tượng Chúa lẫn tượng Phật, có kinh Koran lẫn kinh A Di Đà. Có lẽ ICU là nơi quy tụ các tôn giáo để cùng nâng đỡ tinh thần của người bệnh.

Căn phòng này thỉnh thoảng tôi cũng lui tới những lúc rảnh rỗi trong bệnh viện. Có hôm bước vào, tôi thấy mình như đi vào một thế giới khác. Căn phòng được thiết kế cách âm nên không âm thanh nào ngoài hành lang bệnh viện lọt vào được. Chỉ còn hương thơm nhè nhẹ của nến và ánh sáng trắng chói từ cửa kính trên cao gần trần nhà. Những buổi trưa nắng gắt, ánh sáng xuyên qua lớp cửa mờ, trải dài thành những vệt nắng đổ bóng lên bức tường có dây leo làm tôi ngỡ rằng mình không còn là bác sĩ, mà là một người đang dạo chơi trong khu vườn bí ẩn.

Tôi hay ngồi ở một góc phòng nhìn ra xa toàn bộ căn phòng. Có những người đến cầu nguyện vội vã, chắp tay vái rồi xoay người đi ra. Cũng có người nán lại khá lâu. Tôi đoán vậy qua cách họ ngồi xếp bằng và chuẩn bị tấm vải dày lót dưới sàn gạch. Những cụm hoa trong phòng treo dọc theo những cột đèn, thường được thay đổi theo mùa làm căn phòng sáng hơn, xua tan bớt cái lạnh lẽo trong bệnh viện.

Sáng nay, tranh thủ vài phút rảnh rỗi giữa lúc khám bệnh, tôi vào phòng cầu nguyện, lấy danh sách bệnh nhân ICU của tôi, có tên Frank trong đó. Tôi nhắm mắt và chắp tay cầu nguyện.

Và Frank tốt hơn thật.

Ngày thứ mười ở ICU, ông bắt đầu có nhiều phản xạ và hai ngày sau, các chỉ số sinh tồn đã tốt hơn. Ông đã có thể cử động chân tay cùng một lúc, cũng như mấp môi và cố nói chuyện khi được hỏi.

Ngày thứ mười bốn ở ICU, Frank được rút ống thở và bắt đầu tự ăn uống lại được, tuy nhiên ông vẫn phải thở bằng oxygen liều cao.

Vài ngày sau, phổi của Frank liên tục cải thiện. Viêm nhiễm trùng phổi đã hết hẳn, X-quang cho thấy phổi không còn bị mờ như trước.

Bệnh xơ phổi khi phát bệnh thường lên xuống thất thường. Khi bệnh nặng hơn, nhiều nang phổi bị viêm một lượt, kèm theo nhiễm trùng chồng chéo sẽ khiến phổi đột ngột yếu, dẫn đến bệnh nhân phải thở bằng máy. Khi bệnh nhân khỏe hơn, phổi dần dần hồi phục, nhưng phần xơ cứng vẫn còn đó. Vì vậy, bệnh nhân bệnh xơ phổi vẫn có thể trở nặng bất kỳ lúc nào, mặc dù nhìn bên ngoài họ có vẻ khỏe mạnh.

Vậy là Frank đã ở ICU gần ba tuần. Do phổi Frank vẫn còn yếu nên ông chưa được ra khỏi phòng ICU.

"Hôm nay ông thế nào, Frank?"

"Chào bác sĩ Trần, tôi thấy rất tốt, rất khỏe. Bác sĩ khỏe không?"

Frank nhoẻn nụ cười thật tươi với hai hàm răng đều tăm tắp, bộ râu chớm bạc mọc ra tua tủa, hai bên má ông hốc hác hẳn sau hơn hai tuần nằm ICU. Nhìn hình Frank vừa đến New York với bây giờ, tôi ước lượng ông già đi hơn chục tuổi.

"Tôi rất khỏe, cảm ơn ông đã hỏi thăm. Ông nghĩ sao về bệnh tình của mình?"

"Tôi biết phổi mình yếu lắm. Nhưng tôi muốn về Arizona, tôi nghĩ mình sẽ ổn. Bác sĩ thấy không, tôi chỉ còn thở bằng hai lít oxygen thôi, đâu có nặng lắm đâu."

Frank nhoẻn cười nói với tôi.

Với liều oxygen cao, từ hai đến sáu lít mỗi phút thổi vào mũi, thậm chí có thể phải tăng lên mười lít khi bệnh nhân xơ phổi lên cơn khó thở, tôi biết không hãng máy bay nào dám nhận chở Frank. Hơn nữa, bình oxygen rất dễ cháy nổ. Lên độ cao ba mươi ngàn feet, chắc chắn Frank sẽ suy hô hấp. Lúc đó, dẫu có bình oxygen, Frank cũng không chắc sẽ qua khỏi, ông có thể suy hô hấp cấp tính dẫn đến tử vong.

Tôi liền nói:

"Tôi nghĩ sẽ có chút vấn đề nếu ông đi máy bay. Các hãng máy bay thường không bằng lòng nếu ông mang thứ gì dễ cháy lên đó."

"Tôi biết, tôi đã tính cùng Cathy về Arizona bằng tàu hỏa. Cám ơn bác sĩ. Tôi sẽ trở về Arizona, bằng cách này hay cách khác."

Nếu đi bằng tàu hỏa thì lại nảy sinh một vấn đề khác, vì Frank sẽ mất vài ngày đi tàu từ New York về Arizona. Bình oxygen nhỏ mà Frank mang theo dùng có thể sẽ không đủ. Frank cần một bình oxygen lớn hơn, loại hàn khí đá đòi hỏi phải có giấy phép đặc biệt mới được mang lên tàu.

Ngay chiều hôm đó, tôi liên hệ với hãng tàu hỏa Amtrak để trao đổi về việc đưa một bình oxy to tướng lên tàu. Mất khoảng một tuần để sắp xếp và vận chuyển mọi thứ lên tàu đúng ngày.

Tình hình Frank ngày càng khá hơn thấy rõ. Ông tắm rửa sạch sẽ, đeo kính, đọc sách trên giường bệnh. Có lúc, Frank không cần phải thở oxy qua đường mũi. Tôi nhìn Frank mà ngạc nhiên vì ngoài bộ đồ ICU, ông không có dấu hiệu gì là mắc bệnh nặng. Bệnh xơ phổi nguy hiểm ở chỗ đó, khi người bệnh không bị suy hô hấp và ít vận động thì nhu cầu oxygen giảm, nên phổi được nghỉ ngơi và phục hồi. Frank cũng vậy, tuy bị xơ phổi thời kỳ cuối, nhưng do ông chỉ nằm, ít vận động và phổi đang hồi phục nên ít có triệu chứng.

Cứ mỗi buổi trưa, Cathy ngồi bên cạnh lột cam hay cắt trái cây cho Frank ăn. Buổi tối, Cathy còn lén trèo lên giường của Frank nằm chung sau khi kiểm tra không thấy y tá hay bác sĩ bên ngoài. Tôi biết, vì có lúc đi trực ban đêm, tôi thoáng nhìn vào phòng ICU không thấy Cathy nằm ở cái giường nhỏ kế bên. Thay vào đó, bà chui vào nằm kế bên chồng. Cũng may là cả Cathy và Frank đều có vóc người nhỏ nhắn mà giường ICU thì rộng thênh thang nên có thể chứa được cả hai.

Một buổi sáng khi tôi vào thăm, Frank cười to chào tôi: "Này bác sĩ Trần, tôi là bệnh nhân khỏe nhất ICU rồi đấy nhỉ?" Frank nói trong khi tôi đang kiểm tra sức khỏe cho ông.

"Vâng, tôi cũng nghĩ vậy thưa ông, ngoài cái ống oxy dài gắn vào mũi ông thì rõ ràng ông rất khỏe", tôi hóm hỉnh đáp.

Tôi cũng vui khi thấy tình hình của Frank đã khả quan hơn. Mới ngày nào ông vào nằm ICU thở máy, giờ có thể nói chuyện vui vẻ, yêu đời thế này. Tôi chợt nghĩ về căn phòng cầu nguyện và mỉm cười khi bước ra ngoài sau khi thăm khám cho Frank.

Theo lịch, Frank sẽ lên tàu về Arizona vào chiều thứ sáu. Sáng hôm đó, sau một ngày nghỉ ngủ bù ngon lành, tôi tự thưởng cho mình một ly cà phê đen đậm, ít đường ở căng tin bệnh viện. Uống xong ngụm cà phê đắng, tôi tỉnh táo vui vẻ đi thẳng lên ICU tìm

Frank, định bụng nói vài câu chúc sức khỏe và mong Frank lên đường bình an. Nhưng giường ông chỉ còn tấm ga trắng tinh trống không. Tôi bật vội máy tính, mở hồ sơ bệnh án của Frank. Đập vào mắt tôi là dòng chữ "Death Note" (Ghi chú bệnh nhân tử vong).

Frank mất vào khuya hôm qua, ngay trước ngày ông lên tàu hỏa do suy hô hấp đột ngột. Lần này cơn suy hô hấp đến quá nhanh, các bác sĩ trở tay không kịp dù đã nhanh chóng tăng oxygen liều cao và dùng cả mặt nạ bơm thuốc. Ông ra đi nhẹ nhàng.

Tôi lập tức gọi điện cho Cathy để hỏi thăm tình hình. Đầu dây bên kia, Cathy khóc nức nở khi nghe giọng tôi. Tôi im lặng cho đến khi bà bình tĩnh kể tôi nghe về tối qua và những ngày trước.

Cathy kể rằng những ngày nằm ở ICU, Frank đã tìm hiểu và suy nghĩ rất nhiều về tình trạng bệnh của mình. Ông cũng trao đổi rất nhiều với gia đình. Frank biết nếu có đặt ống thở lần nữa thì cơ hội ông khỏe lại rất mong manh vì hai bên phổi của ông đã xơ gần hết.

Vì vậy, tối hôm trước khi mất, ông đã ký giấy yêu cầu không cấp cứu đặt ống thở khi bị suy hô hấp. Ông không muốn bị đau đớn, co giật bởi cái ống thở trong miệng nữa. Ông cảm ơn Cathy đã cầu nguyện cho ông, cảm ơn các bác sĩ đã chữa trị để ông có được những ngày sống thật hạnh phúc và vui vẻ trước khi đi. Frank cũng nhắc đến tôi, "Bác sĩ Trần, cái ông bác sĩ châu Á trẻ măng, trầm tính."

Tôi đứng bên ngoài hành lang, nhìn chiếc giường trống trải phủ tấm chăn trắng xóa, chợt nhớ đến những tối đi kiểm tra bệnh thấy Cathy nằm co ro bên cạnh Frank ngủ ngon lành mà thấy lòng mình chùng xuống.

Bước ra ngoài, không hiểu sao tôi lại ghé qua phòng cầu nguyện. Ánh sáng của khung kính trên cao lờ mờ, có lẽ bên ngoài bầu trời đang âm u, như vậy lại càng khiến cho ánh nến trong phòng lung linh hơn. Tôi chắp tay cầu nguyện lần cuối cho Frank rồi rảo bước ra ngoài, hòa vào hành lang bệnh viện tấp nập.

Hai hôm sau, ông được hỏa táng và tro cốt được Cathy mang về Arizona trên máy bay.

Frank đã trở về Arizona, nhưng bằng một cách khác.

Bắt đầu là hoa hậu và doanh nhân

Jennifer Santos đăng quang hoa hậu tại một thành phố phía Nam Philippines khi tròn mười chín tuổi. Từ một cô gái tỉnh lẻ nghèo nàn, Jen nhanh chóng đổi đời sau cuộc thi sắc đẹp. Cô dọn về Manila sống trong một căn hộ sang trọng tại quận trung tâm thành phố.

Hai năm sau, trong một lần đi làm thiện nguyện, cô gặp Cruz, một doanh nhân thành đạt người Mỹ gốc Philippines, sáu mươi hai tuổi, đến từ Los Angeles. Cruz đã say mê Jen từ lần gặp đầu tiên khi cùng nàng chuyển thùng mì tôm cho người dân vùng lũ. Lúc đó, nàng mặc một chiếc áo sơ mi trắng mỏng, mở hờ nút áo phía trên, hai vạt áo được buộc túm quanh vòng eo con kiến làm bật lên khuôn ngực tròn, cộng thêm quần legging màu đen bó sát tôn lên đôi chân dài thướt tha. Jen sở hữu đôi mắt đen láy, to tròn long lanh với hàng mi dài, gương mặt hơi góc cạnh hao hao giống nữ minh tinh Angelina cùng làn da bánh mật khỏe khoắn. Hình ảnh Jen cứ mãi trong tâm trí Cruz sau chuyến đi.

Ở tuổi sáu mươi hai, Cruz đã ly dị vợ, có một người con và hai đứa cháu. Ông có cuộc sống thành đạt tại Los Angeles. Dù đã nghe kha khá chuyện "trâu già gặm cỏ non", ông lại không hứng thú với những mối quan hệ tạm bợ, thoáng qua hay các cô gái trẻ mê đại gia. Tuy nhiên, ở Jen có điểm gì đó khác với các cô gái đẹp ông từng gặp. Thế là ông quyết định bấm số gọi cô.

Cuộc tình của hai người nhanh chóng nảy nở. Cruz tuy lớn tuổi nhưng nhờ biết cách ăn mặc nên nhìn vẫn rất trẻ trung, khi đi chung với Jen không thấy khác biệt tuổi tác quá nhiều.

*

Hai năm sau, Jen qua Los Angeles theo chồng là Cruz.

Cô theo học ngành thiết kế thời trang tại một trường tư. Cuộc sống dần ổn định khi cô con gái đầu lòng của họ chào đời. Chẳng may, công việc kinh doanh bất động sản của Cruz đi xuống khi California gặp cơn khủng hoảng địa ốc. Nhà không còn dễ bán như trước. Công ty Cruz làm việc sa thải ông và hơn phân nửa nhân viên. Ở tuổi sáu mươi tư, ông cảm thấy khó khăn khi phải bán đi một căn nhà để lo cho vợ cùng con nhỏ. Sức khỏe của ông cũng theo tài sản từ từ ra đi. Chuyện quan hệ vợ chồng mỗi tối như một cực hình. Cruz dù không muốn cũng phải thừa nhận khoảng cách giữa ông với người vợ trẻ ngày càng lớn, từ thể xác đến tinh thần.

Trái với Cruz, sự nghiệp của Jen lại bắt đầu khởi sắc. Jen dần nổi tiếng trong cộng đồng người Philippines khi trình diễn các mẫu thời trang tự thiết kế. Cô lên tivi nói chuyện và mở rộng mối quan hệ, đặc biệt là với James, anh chàng người Philippines hai mươi tám tuổi điển trai làm nghề địa ốc. Cruz biết rõ mối quan hệ này nhưng ông chọn cách im lặng, tập trung lo cho đứa con nhỏ và tài chính của gia đình. Jen vắng nhà thường xuyên hơn.

Một đêm khuya, Cruz nhận được cuộc gọi từ bệnh viện nói rằng Jen đột nhiên ngất xỉu khi đang ở khách sạn. Sau khi dỗ dành đứa con gái nhỏ đang khóc và thèm sữa, ông vội vàng chạy vào bệnh viện.

Tại phòng cấp cứu, trời đất như tối sầm trước mắt Cruz khi bác sĩ trực thông báo rằng Jen bị đột quỵ, toàn bộ não trái bị tổn thương nghiêm trọng. Jen được đưa vào ICU, phải dùng máy thở. "Ở tuổi hai mươi ba, nàng bị đột quỵ? Tại sao vậy?" Cruz lẩm bẩm.

Sáng hôm sau, bác sĩ thông báo rằng nhánh động mạch cảnh bên trái của Jen bị nghẹt hoàn toàn, dẫn đến thiếu máu vùng não trái. Đây là lý do nàng bị đột quỵ.

Tôi gặp ông Cruz lần đầu trong ICU.

Sáng hôm đó, bác sĩ nội trú của tôi thông báo là có một cô gái gốc châu Á bị đột quỵ do tắc động mạch cảnh bên trái, nghi ngờ do viêm động mạch Takayasu, hình như có ba của bệnh nhân đang trong phòng chăm sóc.

Tôi bước vào phòng thấy một ông lão tóc bạc phơ, trán hói, trên người vẫn mặc bộ pijama màu xanh nhạt khoác thêm áo len bên ngoài, hai mắt ông đỏ ngầu vì không ngủ cả đêm. Tôi thầm nghĩ đây có lẽ là ba của bệnh nhân như bác sĩ nội trú vừa nói.

Cô Jennifer nằm đó, mắt nhắm nghiền bình yên, khuôn ngực nhịp nhàng lên xuống theo máy thở. Tôi liếc nhìn các chỉ số sinh tồn của cô thấy ổn định, hài lòng nhìn anh chàng bác sĩ nội trú đang đứng bên giường ghi chép các chỉ số.

Theo thói quen, tôi đưa tay chào ông lão: "Thưa ông, tôi là bác sĩ Trần, bác sĩ chuyên khoa cơ xương khớp và miễn dịch ở đây. Xin lỗi ông là gì của cô Jennifer?"

"Tôi là chồng của cô ấy."

Tôi "à" một tiếng trong lòng, thấy may rằng mình đã không hấp tấp gọi ông này là ba hay ông nội của Jen.

"Bác sĩ ngạc nhiên phải không? Sáng nay có bác sĩ hỏi tôi có phải là ông nội của Jennifer không đó."

"Không, tôi không ngạc nhiên lắm. Vì thói quen nên tôi luôn hỏi cho chắc ăn."

Tôi giải thích cho Cruz về bệnh viêm động mạch Takayasu. Đây là một bệnh do hệ miễn dịch tấn công mạch máu lớn, làm cho thành mạch viêm lên, dẫn đến bị xơ và tích tụ mỡ, dần dần làm động mạch hẹp đi và cuối cùng là tắc nghẽn động mạch. Các xét nghiệm ban đầu lẫn chẩn đoán đều nghiêng về hướng này.

"Vợ tôi có thể hồi phục không bác sĩ? Chúng tôi mới có con", Cruz hỏi tôi.

Đây là câu hỏi khó nhất vì tôi đọc được trong ánh mắt của Cruz chút hy vọng mong manh. Không hy vọng sao được khi bệnh nhân còn quá trẻ, có ánh hào quang của sự nổi tiếng, có tiền tài, có sự nghiệp, và quá đột ngột để tàn tật.

"Các tổn thương não vùng trái của cô ấy rất nghiêm trọng. Tôi nghĩ có thể cô ấy sẽ bị liệt nửa người bên phải. Tuy nhiên, cô ấy còn rất trẻ và chúng tôi sẽ nhờ các bác sĩ phục hồi chức năng và chuyên viên vật lý trị liệu hỗ trợ. Các tiến bộ y khoa ngày nay cho thấy bệnh nhân có thể hồi phục nhiều hơn chúng ta nghĩ."

Jen được rút máy thở ba ngày sau đó. Cô nằm viện thêm bốn ngày trước khi chuyển qua khoa phục hồi chức năng. Tuần đầu tiên xuất viện, cô phải ngồi xe lăn và dùng nạng để đi. Cô đã nói chuyện lại được, dù giọng có phần ngọng nghịu. Người bạn trai James có một lần vào viện thăm lúc cô đang mê man và không bao giờ trở lại sau khi biết cô bị liệt nửa người, có thể phải ngồi xe lăn cả đời.

Sáu tháng sau đó là chuỗi ngày rất dài với Cruz. Ông như già thêm chục tuổi, thậm chí dường như không thể già hơn được nữa. Những cụm tóc còn sót lại dần rơi rụng khiến cái trán hói của ông trông càng nhẵn hơn. Căn nhà ông cho thuê cần phải sửa chữa liên tục và người thuê nhà lần lượt bỏ đi. Ông bán thêm một căn nhà nữa, giờ chỉ còn một căn nhỏ cho thuê. Thu nhập gia đình sụt giảm. Bảo hiểm trả chi phí nhưng ông cũng phải trả một phần viện phí. Cả gia đình giờ đây sống chủ yếu dựa vào tiền tiết kiệm của ông.

Mặc dù vậy, ông vẫn chăm sóc cho Jen như những ngày đầu. Ông cần mẫn chở cô đi tập vật lý trị liệu và phục hồi chức năng mỗi tuần. Mỗi lần đến trung tâm, Cruz đều mở cửa xe rồi chạy vội qua cửa bên kia quàng tay dìu vợ ngồi vào xe lăn. Cruz biết mình không khỏe, nhưng dường như việc chăm sóc vợ tiếp thêm sức mạnh cho ông. Ông biết giờ đây mình là trụ cột già của cả gia đình này.

Mỗi ngày ông đều đút ăn và tắm rửa cho vợ. Những ngày đầu, Jen mắc cỡ đỏ mặt khi Cruz cởi đồ dìu cô vào bồn tắm. Ông còn gắn tay vịn chỗ cái ghế nhựa để Jen vịn vào khi tắm. Sự ngại ngùng ban đầu đã thay bằng giọt nước mắt hối hận của Jen khi ngày xưa bỏ chồng theo người tình trẻ. Cô khóc cũng vì hạnh phúc nhận ra Cruz phải yêu cô lắm mới làm những việc này. Ông còn thay tã và thay cô cho con bú. Ông chở cô đi nhà thờ cầu nguyện mỗi chủ nhật.

Một sáng chủ nhật, bỗng Cruz cảm giác có thêm một cánh tay quàng qua cổ ôm ông vào lòng. Jennifer đã có thể cử động cánh tay phải. Cruz mừng đến rơi nước mắt vì ông nghĩ cô sẽ liệt bên phải suốt đời.

Cả hai vợ chồng nhìn nhau khóc. Cruz quàng hai cánh tay lông lá, ốm yếu kéo Jen vào lòng. Ông hôn lên tóc vợ dịu dàng nói: “Em giỏi lắm. Bác sĩ cũng nói là em có thể phục hồi mà.”

Jen dần dà đã có thể điều khiển cánh tay phải của mình cho các việc nhẹ. Cô chăm chỉ tập vật lý trị liệu mỗi ngày, có khi tập đến tám tiếng. Cô cũng tập nói, tập la, tập ưỡn bụng, tập xoay mông, gần như tập tất cả các cơ trên người.

Cruz in một tấm hình lớn Jen mặc đồ tắm hai mảnh màu vàng nhìn phổng phao gợi cảm khỏe mạnh. Jen nhìn lại hình của mình ngày xưa càng có thêm động lực tập vật lý trị liệu. Cô cũng tham dự các lớp thiền và yoga để trị liệu tinh thần.

"Ông Cruz này, thật là kỳ diệu." Tôi nói trong một lần theo dõi sau đó.

"Sao vậy bác sĩ?"

"Trước kia nhánh động mạch cảnh nội vi bên trái của cô Jen đã bị nghẽn hoàn toàn ở phần dưới. Bây giờ vẫn còn nghẽn ở phần dưới. Tuy nhiên, phần phía trên của nhánh này có thêm một nhánh mạch máu mới được tạo ra đến từ động mạch cảnh ngoại vi. Vì vậy, đã có máu chạy lên phần não trái. Đây có thể là lý do Jen bắt đầu cử động được cánh tay phải."

Nói đến đây tôi phải ngừng một chút để xem liệu Cruz có hiểu không.

"Là sao bác sĩ, tôi vẫn chưa hiểu lắm?" Cruz bối rối.

"Nói một cách đơn giản thì cơ thể cô Jen vừa tạo ra thêm một mạch máu mới 'bắc cầu' đi qua chỗ mạch máu bị nghẹt. Có lẽ vì vậy mà đã có máu chạy lên phần não trái, giúp phần não tổn thương dần phục hồi. Đây có thể là lý do Jen bắt đầu cử động được cánh tay phải." Tôi say sưa giải thích.

Nghe xong, Cruz đã hiểu. Gương mặt già nua của ông chợt bừng sáng. Cruz vui quá vì hình ảnh cho thấy vợ ông đang hồi phục.

"Tôi biết nhờ thuốc bác sĩ cho mà bệnh viêm mạch máu của vợ tôi ổn định, nên cơ thể nàng mới có cơ hội hồi phục. Tôi cảm ơn bác sĩ nhiều lắm." Cruz siết chặt tay tôi cảm ơn rối rít, mạnh đến nỗi tôi không nghĩ một ông lão sáu mươi tư tuổi đang siết tay mình.

Tôi mỉm cười, thấy lòng mình nhẹ đi. Sau nhiều năm hành nghề bác sĩ, mỗi khi bệnh nhân hết bệnh hay khỏi bệnh, tôi đều có chút niềm vui nho nhỏ. Tôi gọi "nho nhỏ" vì không muốn mình quá chủ quan khi thấy kết quả chữa trị tốt. Tôi muốn tự nhắc mình vì bệnh nhân vẫn có thể trở nặng hay gặp biến chứng bất kỳ lúc nào. Nhiều bác sĩ khi chữa bệnh cho bệnh nhân thành công rất dễ tự mãn. Đã có vài ca ung thư chữa dứt hoàn toàn nhưng lại tái phát sau vài năm. Y khoa là vậy, vẫn còn nhiều điều chưa biết và chưa chắc chắn.

Vào sinh nhật Cruz, Jen viết một dòng chữ nguệch ngoạc lên thiệp:

"Anh yêu, cảm ơn anh đã chăm sóc và không bỏ rơi em. Em yêu anh."

Cruz thấy mình như trẻ lại. Có thể ông không còn phong độ, hào hoa khi đi bên cô hoa hậu, nhưng lại thấy có thêm động lực để đi tiếp, để chăm sóc cho vợ vì nàng đang dần bình phục. Với ông, và cả với tôi, việc bình phục của Jen là một điều kỳ diệu trong y khoa. Tôi tìm kiếm các báo cáo thì biết rằng việc cơ thể mọc thêm mạch máu là hoàn toàn có thể, nhưng để phục hồi chức năng gần như hoàn toàn như trường hợp của Jen là rất hiếm.

"Ông Cruz biết không, tôi nghĩ vợ ông phục hồi tốt có công lớn ở sự chăm sóc tận tình của ông. Sự chăm sóc này chỉ có được khi mình yêu thương ai đó, thậm chí còn yêu thương hơn cả chính mình."

Tôi giải thích khi Cruz hỏi vì sao vợ ông có thể phục hồi tốt vậy. Trong mắt ông và gia đình hai bên, đây quả là điều kỳ diệu.

Cruz chớp mắt và trong phút giây đó, mắt ông chợt long lanh như muốn khóc.

"Vì vậy, bây giờ tôi muốn ông phải tự chăm sóc mình tốt hơn nữa, vì tôi tin là Jen và con gái ông sẽ còn cần ông nhiều sau này. Ông nhớ tập thể dục, ăn uống và chăm lo cho mình khỏe mạnh nhé."

Lúc đó, tôi cảm giác như mình trở thành bác sĩ của Cruz vì tôi mong cả Cruz lẫn Jen đều khỏe mạnh. Tôi muốn Jen phục hồi hoàn toàn cũng như muốn Cruz trẻ lại vài tuổi, có thêm chút tóc mọc lại càng tốt.

*

Mùa đông năm nay, gia đình Cruz quyết định đi chơi xa. Trước khi đi, họ ghé qua chào tạm biệt tôi. Cruz nhìn vẫn già, đầu vẫn nhẵn, dáng hơi còm nhưng hình như có thêm chút đẹp lão. Da mặt ông hồng hào, nụ cười thật tươi khoe hàm răng vàng đều. Jen mặc áo choàng len quá gối màu nâu, bên trong bận áo thun trắng phối với váy dài vàng nhạt, tóc cô buộc kiểu đuôi ngựa, thoa chút son hồng. Cô đứng cao hơn Cruz nhưng vẫn nép mình vào ông. Khám xong, tôi ôm hai vợ chồng và chúc họ có chuyến đi bình an.

Nhìn hai vợ chồng chầm chậm dìu nhau bước ra khỏi cửa, tôi không thể tưởng tượng rằng cách đây một năm rưỡi, cũng chính cô gái ấy đã nằm bất động trong phòng ICU với xung quanh chằng chịt ống thở và dây nối, bên cạnh là một ông lão mắt đỏ ngầu trong bộ pijama.

Bác sĩ có đạo không?

Monica nổi bật trong đám đông bệnh nhân ngồi chờ bên ngoài phòng khám. Tháng Mười, trời Los Angeles vào thu đang độ se lạnh, bà xuất hiện trong chiếc mũ len xám, cổ quấn khăn choàng sọc Burberry với áo khoác dày, hai tay đeo găng màu trắng, chân đi đôi giày bốt cao, mặt trang điểm nhẹ chút phấn và son hồng. Thoáng nhìn, bà trông không giống bệnh nhân mà như một vị khách đến thăm phòng khám hoặc người thân của bệnh nhân. Phong cách ăn mặc sành điệu, yêu đời khiến không ai nghĩ rằng Monica đang mắc hai căn bệnh mà bất kỳ ai nghe cũng kinh sợ: bệnh xơ bì cứng và ung thư buồng trứng di căn đến xương.

Xơ bì cứng là một dạng bệnh của hệ miễn dịch, khi các tế bào miễn dịch nhầm lẫn và tấn công da, khớp, bao tử, phổi và các cơ quan khác khiến bệnh nhân ngày càng yếu đi. Còn ung thư buồng trứng giai đoạn IV là một căn bệnh khó trị vì phải kết hợp nhiều phương pháp trị liệu như hóa trị, xạ trị và miễn dịch.

Monica đã trải qua nhiều đợt hóa trị, trị liệu miễn dịch và tất cả các phương thức chữa trị chúng tôi có thể tiến hành. Bà bị sụt cân, rụng tóc, mất ngủ. Tuy vậy, bà chưa bao giờ than phiền về bệnh tình của mình. Những cơn đau kinh niên khiến gương mặt bà nhăn nhó nhưng không làm tắt nụ cười tươi khoe hàm răng trắng mỗi khi bà nói chuyện. Bà luôn cảm ơn chúng tôi vì đã giúp bà sống đến hôm nay.

Lần đầu tiên tôi gặp bà là cách đây gần hai năm. Khi đó, Monica hỏi tôi từ đâu đến, vì sao chọn nghề y và chuyên khoa này. Cách nói chuyện nhẹ nhàng, chậm rãi và quan tâm đến người khám bệnh của Monica khiến tôi rất ấn tượng, cảm thấy thoải mái và bớt mệt mỏi.

Có lần, hình chụp MRI xương cho thấy bà có thêm một đốm ung thư di căn xương vào khu chậu bên trái làm bà thêm đau. Monica không ngồi lâu được nhưng vẫn ráng đón xe buýt, chống nạng đi và nhấp nhổm ngồi chờ tôi ở bệnh viện gần hai tiếng chỉ để lấy các toa thuốc giảm đau đặc trị kết hợp. Bà nhất định muốn tự mình đi lấy thuốc thay vì để con gái đi thay, bà nói: "Gặp được bác sĩ và vào bệnh viện là tôi bớt đau rồi." Sau lần đổi thuốc giảm đau mạnh đó, Monica có vẻ đỡ hơn. Bà có thể ăn uống bình thường trở lại và nói chuyện vui vẻ trên điện thoại với tôi.

Lần khác, các ven của bà không lấy máu được, chúng tôi phải lắp dây PICC (là loại dây nhỏ dùng để dẫn truyền dung dịch vào cánh tay) vào ven để truyền hóa trị và thuốc, bà còn hỏi đùa là có thể dùng đường nước biển PICC để truyền heroin không. Tôi vui vẻ trả lời là những thuốc giảm đau bà đang uống đã là một dạng heroin rồi nên bà không cần truyền thêm.

Cứ thế, mỗi lần xem hồ sơ bệnh án dài dằng dặc của Monica và nói chuyện với bà ngoài đời, tôi cảm giác như đó là hai người khác nhau. Một người có quá nhiều bệnh, nhiều vấn đề, dùng nhiều thuốc đặc trị, và một người luôn tươi trẻ, lạc quan.

Tôi đem thắc mắc này hỏi bà sau một lần khám:

"Tôi đã theo dõi bà một thời gian và rất khâm phục tinh thần của bà. Tôi ít thấy bệnh nhân nào mắc ung thư giai đoạn cuối và bệnh xơ bì cứng mà lại có thể lạc quan yêu đời như thế. Bà có bí quyết gì không?"

"Cầu nguyện", bà nhoẻn cười và đáp.

Về sau, tôi bị công việc cuốn đi nên tạm gác lại câu chuyện về Monica, cho đến khi bác sĩ nội trú nhắn tin báo rằng Monica vừa nhập viện vào ICU.

Bệnh tình của bà ngày càng nặng, xuất hiện những cơn đau mới không kiểm soát bằng thuốc uống được nữa. Bà bị đau bụng cấp tính, táo bón, nghi ngờ tắc ruột và có thêm các đốm di căn ung thư mới ở xương cột sống.

Sau buổi khám bệnh, tôi chạy lên phòng ICU. Buổi chiều nắng vàng đổ xuyên qua khung cửa kính, trải dài thành những vệt sáng xuống hành lang ICU vắng vẻ, càng làm con đường vào khoa như thêm hun hút sâu.

Monica nằm đó. Hai má bà hóp lại, mắt trũng sâu với quầng thâm xung quanh, da bà trắng bệch vì thiếu máu và không trang điểm, môi bà hơi tái, mặt bà nhăn nhúm mỗi khi cơn đau xuất hiện.

Tôi vắn tắt giải thích các bước kế tiếp cho mục tiêu quan trọng bây giờ là kiểm soát cơn đau. Như mọi khi, bà mỉm cười tiếp chuyện rồi hỏi tôi về ngày làm việc và cuộc sống gần đây như thế nào.

Chợt bà hỏi: "Bác sĩ có đạo không?"

"Dạ, thưa không."

"Ồ tiếc quá, vì tôi muốn được cầu nguyện."

Tôi suy nghĩ trong chốc lát rồi nói:

"Tôi sẽ cầu nguyện cho bà nhé. Bà đạo gì?"

"Đạo Thiên Chúa, thưa bác sĩ."

Tôi không nhớ các cha xứ và mục sư cầu nguyện thế nào, nhưng tôi tin nếu có lòng thì chắc sẽ cầu nguyện được.

Tôi nắm bàn tay xương xẩu của bà đặt lên tay tôi, rồi cúi xuống và cầu nguyện:

"Cầu xin Chúa ban phước lành cho bà và lấy đi cơn đau đớn. Mong Chúa ban phước cho bà mau khỏi bệnh..."

Monica từ từ nhắm mắt lại, bàn tay bà vẫn siết chặt tay tôi.

Cầu nguyện xong, tôi để yên tay mình trong vài phút, cảm nhận hình như bàn tay bà lạnh hơn những lần trước.

Chợt máy nhắn tin của tôi vang lên tiếng bíp bíp. Liếc nhìn số hiện trên máy, tôi biết khoa cấp cứu đang gọi. Monica như hiểu ý liền nói: "Bác sĩ cứ đi nhé, cảm ơn bác sĩ đã cầu nguyện cho tôi."

"Vâng, tôi đi đây, hy vọng bà sẽ bớt đau hơn."

Tôi chạy vội xuống khoa cấp cứu, nơi có một bệnh nhân đang nghi ngờ xuất huyết phổi. Ca bệnh khá nặng, chúng tôi hội chẩn với các chuyên khoa và bệnh viện khác mất hơn ba giờ.

Xong việc, tôi chạy vội qua căng tin kiếm chút gì để ăn vì bụng không ngừng kêu rột roạt. Vừa ăn, tôi vừa nhắn tin hỏi thăm bác sĩ nội trú thì nhận được tin báo là Monica có vẻ đã bớt đau và bắt đầu ngủ.

Sáng hôm sau, tôi định vào thăm Monica nhưng lịch khám bệnh dày đặc không cho phép. Chiều hôm đó, bác sĩ nội trú ở ICU nhắn tin báo là tình hình Monica đã đỡ hơn và bà sẽ xuất viện sớm. Tôi nghe mà thấy trong lòng nở hoa, cảm giác như Chúa đã nghe lời cầu nguyện của mình.

Ba tháng sau, tôi không nghe thêm tin gì từ các bác sĩ nội trú về Monica.

Một buổi chiều, có một cô gái gốc Mễ đến phòng khám tìm tôi.

"Xin chào bác sĩ Trần, tôi là con gái của bà Monica, bệnh nhân của bác sĩ."

"Vâng, tôi nhớ. Bà Monica thế nào thưa cô?"

"Mẹ tôi không được khỏe. Bà ấy quyết định dọn về ở hẳn bên Mexico cho đến lúc mất. Bà ấy nhờ tôi đưa tấm thiệp này tận tay bác sĩ vì không thể đến đây." Cô gái đưa tôi một tấm thiệp có dòng chữ viết nguệch ngoạc.

"Cảm ơn bác sĩ về lời cầu nguyện hôm ở ICU. Tối hôm đó, tôi ngủ rất ngon và hôm sau đã đỡ đau. Giờ tôi sẽ dọn về ở Mexico. Xin bác sĩ cầu nguyện cho tôi ra đi bình an và nhẹ nhàng nhé."

Tôi gập tấm thiệp lại, vẫn chưa biết nói gì thì cô con gái tiếp lời:

"Bác sĩ biết không, trước đây mẹ tôi không tin vào đạo hay cầu nguyện gì cả. Nhưng từ lúc mắc hai căn bệnh quái ác này, bà đã tin vào Chúa và cầu nguyện mỗi ngày. Có lẽ nhờ vậy, bà đã sống tới giờ là hơn bốn năm đó bác sĩ."

"Vâng, đúng là theo y văn thì mẹ cô đã sống lâu hơn", tôi gật đầu nói.

"Đặc biệt, mẹ tôi nói bác sĩ cầu nguyện giỏi lắm, bà luôn khen bác sĩ, đặc biệt là lần vào ICU vừa rồi", cô gái nói tiếp.

"Cám ơn cô. Nếu cầu nguyện tốt vậy chắc tôi sẽ mua vé số để xem có trúng không nhé", tôi đùa.

Tối hôm đó, tôi cầu nguyện cho bà Monica ra đi bình yên nơi xứ Mễ và gặp được Chúa. Trong suốt quãng đường hành nghề y, tôi nhận ra rằng đối diện trước cái chết, chúng ta hoàn toàn bất lực. Dù dùng bao nhiêu thuốc, thực hiện bao nhiêu thủ thuật, bao nhiêu ống nối, Monica cũng như bao bệnh nhân khác rồi cũng sẽ ra đi, chỉ là sớm hay muộn. Tuy nhiên, có một điều có thể giảm bớt nỗi sợ hãi, bất lực, lo âu của người bệnh. Đó là cầu nguyện. Cầu nguyện có thể giúp xoa dịu nỗi đau đớn cũng như bất an trong cả bệnh nhân lẫn người thân.

Có Chúa hay không có Chúa, có đạo hay không có đạo, thì việc có niềm tin bằng cách nào đó sẽ tiếp thêm sức mạnh tinh thần cho rất nhiều người khi đứng trước bờ vực của cái chết.

Đây cũng là lý do các bệnh viện tại Hoa Kỳ luôn có cha xứ, mục sư và nhà sư để cầu nguyện và ban phước cho các bệnh nhân, nhất là bệnh nhân mắc bệnh nan y. Tuy rằng tôi không có đạo, nhưng càng hành nghề và giảng dạy y khoa, tôi càng tin vào lời cầu nguyện, nhất là lời cầu nguyện chung với bệnh nhân của mình.

Và tôi cũng không quên cầu nguyện cho mình trúng số.

Một tuần sau, khi ghé trạm đổ xăng, tôi thử vận may mua một tờ vé số cào một đô-la. Và tôi trúng số thật, trúng được mười đô-la cơ đấy. Tôi mỉm cười lái xe ra khỏi trạm xăng và tự nhủ lẽ ra phải cầu nguyện trúng số độc đắc thay vì nói chung chung là trúng số chứ nhỉ.

Cú ngã

"Mã 5150, phòng 312." Bíp bíp bíp... Máy nhắn tin của bác sĩ Randy Huỳnh rung lên bần bật. Randy tự hỏi mã 5150 là mã gì, tính ra anh làm ở bệnh viện khá lâu mà không biết.

Randy là bác sĩ chuyên khoa bệnh truyền nhiễm. Đôi khi anh nhận tin nhắn có mã Code Blue (bệnh nhân ngưng tim đột ngột) hoặc mã Code Gray (bệnh nhân có hành vi bạo lực) trong bệnh viện. Nhưng mã 5150 là gì nhỉ? Randy nghĩ mãi không ra. Phòng 312 cũng là phòng bệnh nhân anh hay ghé thăm nên Randy vội khoác áo chạy đến.

Trên đường đi, thấy một nhân viên an ninh cũng đang nhắm hướng phòng 312, Randy tò mò hỏi:

"Này anh bạn, tôi là bác sĩ Randy đang đến phòng 312. Anh cũng vậy hả?"

"Vâng, tôi là Bill, nhân viên an ninh."

"Mã 5150 là gì nhỉ? Tôi chưa nghe bao giờ. Sao lại có nhân viên an ninh?"

"Đó là mã khi có bệnh nhân tự tử, hay còn gọi là mã 72 giờ. Bệnh viện này hiếm khi có bệnh nhân tự tử nên ít dùng mã này."

"Tự tử?" Randy nghĩ đến ông Smith, bệnh nhân lớn tuổi bị viêm phổi mạn tính mà anh theo dõi hơn nửa năm nay ở phòng 312.

Randy nhớ lại thời điểm hơn sáu tháng trước lúc anh gặp ông Smith lần đầu. Lúc đó, Randy vừa về làm ở một bệnh viện trung tâm tại tiểu bang Ohio được một năm. Mới hoàn thành chương trình nghiên cứu sinh về bệnh truyền nhiễm, Randy hồ hởi xin về làm ở bệnh viện này vì đây là một bệnh viện lớn với trên tám trăm giường bệnh và rất nhiều chuyên gia đầu ngành cùng làm việc. Randy thích môi trường làm việc hàn lâm y khoa, thích trao đổi học thuật, và quan trọng nhất là anh thích chữa những ca bệnh hiếm.

Smith năm nay đã sáu mươi sáu tuổi. Ông vốn là người làm nông, trồng bắp vùng ngoại ô thành phố này. Những năm gần đây, việc trồng bắp khó khăn, thu nhập không đủ sống, Smith phải xin làm bảo vệ cho một cửa hàng nhỏ gần nhà. Ông mắc nhiều bệnh mạn tính, nặng nhất là bệnh tiểu đường không kiểm soát, chỉ số Ha1c đến 13% (chỉ số bình thường là dưới 6,5%). Chưa kể, Smith còn hút thuốc kinh niên nên lúc nào cũng ho sù sụ. Trông ông già hơn tuổi thật của mình rất nhiều.

Gương mặt ông nhăn nheo, gấp khúc, kiểu như không có chiếc bàn ủi nào có thể là thẳng lại được. Mái tóc lưa thưa bạc phơ, cái bụng bia khiến sợi dây nịt tuột luốt bên dưới quần. Dáng người ông khệnh khạng, chậm chạp, lúc đi lại phải nghiêng một bên do đau viêm khớp đầu gối.

Smith không có gia đình. Ông sống độc thân từ nhỏ, trải qua vài cuộc tình nhưng không cô nào chịu lấy vì ông không có nghề nghiệp ổn định. Ông có hai người em, một gái một trai, nhưng ít khi liên lạc vì họ đã có gia đình và cuộc sống ổn định. Hai người em có phần không hợp tính với Smith vì họ thấy ông sống bấp bênh, không có ý chí tiến thân, lại còn hay hút thuốc và đau bệnh liên tục. Trong mắt hai người em, Smith là ông anh thất bại.

Một ngày nọ, Smith thấy khó thở. Ông vốn ho nhiều năm nay nhưng cơn ho lần này kèm theo khó thở làm ông thấy khó chịu. Ban đêm, Smith cố ngủ ngồi để bớt ho, nhưng cơn ho những ngày sau càng làm ông khó thở hơn.

Hôm sau trong lúc đi làm, Smith đột ngột té xỉu. Bà chủ cửa hàng bán đồ người Hoa thấy ông bảo vệ đang đi tự nhiên ngã lăn ra sàn, bà sợ quá bèn gọi 911. Nhân viên cấp cứu đến nơi thì thấy Smith vẫn còn thở thoi thóp, miệng ông tràn chút bọt màu nâu.

Ông được đưa vào bệnh viện cấp cứu ngay lập tức. Hình chụp CT ngực cho thấy hai lá phổi của ông gần như tan nát do có nhiều lỗ tròn to nhỏ chứa nước sưng phù nằm giữa những đoạn xơ phổi do hút thuốc lâu năm. Bác sĩ cấp cứu nghi ngờ đây là ca viêm phổi do lao phổi bèn gọi Randy là bác sĩ truyền nhiễm đến.

Các xét nghiệm ban đầu cho thấy Smith không bị lao phổi nhưng việc chẩn đoán nguyên nhân gây bệnh viêm phổi cho Smith không hề dễ dàng. Bác sĩ Randy đề nghị lấy sinh thiết và cấy dịch trong các ổ nước, cuối cùng đã tìm ra Smith bị viêm phổi là do nấm Aspergillosis. Đây là loại nấm có mặt khắp nơi ngoài tự nhiên, ít khi xâm lấn cơ thể ngoại trừ những bệnh nhân có hệ miễn dịch rất yếu.

Trường hợp của Smith là do cơ thể quá yếu, bệnh tiểu đường nhiều năm không kiểm soát kèm cao huyết áp, hút thuốc trên bốn mươi năm đã làm ông không còn khả năng chống chọi trước sự xâm lăng của loại nấm tưởng như vô hại này.

"Bác sĩ ơi, tôi bị ung thư phổi hả?", Smith hỏi ngay khi gặp Randy.

"Dạ thưa không phải, ông Smith. Ông bị viêm phổi do nấm."

"Nấm ư? Có phải loại ăn được bán ngoài chợ không?"

"Không phải, đây là loại nấm nhỏ xíu không thể nhìn thấy bằng mắt thường."

"Làm sao nó vào phổi tôi?"

"Bệnh sử ghi ông có hút cần sa, phải vậy không?"

"Ừ, thỉnh thoảng buồn quá tôi có hút."

"Nấm này tên là Aspergillosis, có mặt ở khắp nơi, và cũng có thể ở bề mặt cần sa. Có thể ông bị nhiễm nấm khi chơi cần sa."

"Bạn bè tôi cũng chơi cần sa mà, sao họ không bị?"

"Hệ miễn dịch của họ có lẽ tốt hơn, ngăn ngừa nấm phát triển, trong khi hệ miễn dịch của ông quá yếu vì có nhiều bệnh mạn tính kết hợp", Randy giải thích.

Cái khó nhất để Randy thuyết phục Smith chịu điều trị là bệnh này chữa cần rất nhiều thời gian. Smith cần phải uống thuốc kháng nấm ít nhất hai, ba tháng mới có kết quả. Thuốc viên chữa viêm nấm thường có tác dụng phụ lên gan và hệ tiêu hóa, kèm theo phải uống liên tục trong một thời gian dài nên ít bệnh nhân nào chịu uống.

Lần đầu gặp Smith ở bệnh viện, Randy có hỏi ông về hoàn cảnh gia đình.

"Tôi không có gia đình, không có con cái, không có tiền, không có gì cả", Smith buồn rầu trả lời.

Randy im lặng, rồi anh hỏi tiếp:

"Ông có cháu hay anh chị em gì không? Để trong trường hợp khẩn cấp về sức khỏe thì tôi sẽ báo cho họ."

"Tôi có hai người em. Tụi nó ở cũng gần đây, nhưng có lẽ chúng nó chẳng quan tâm." Nói vậy nhưng Smith vẫn cho Randy số điện thoại hai người em ruột.

Đúng như Smith nói, Randy gọi điện báo hai người em là Smith nhập viện cấp cứu, cả hai chỉ hỏi thăm vài câu xem Smith thế nào rồi bảo họ sẽ ghé qua thăm anh trai khi có thời gian.

Chiều hôm đó, Randy bắt đầu cho Smith uống thuốc kháng nấm Amphotericin B sau khi xét nghiệm men gan và tất cả những chỉ số khác. Chỉ số tiểu đường của Smith vẫn còn cao, trên 12% ở lần nhập viện này.

Hôm sau, y tá báo Randy là Smith không thể uống thuốc kháng nấm Amphotericin B. Cả đêm, Smith bị tụt huyết áp, tiêu chảy và ói mửa. Cũng may là Randy giữ Smith lại vài hôm để theo dõi ông có chịu đựng được thuốc kháng nấm không. Thế là Smith phải ở lại bệnh viện điều trị nội trú vì không thể chữa trị bằng thuốc uống ở nhà. Randy cho Smith dùng đường truyền Amphotericin B nước biển mỗi ngày trong vài tiếng.

Từ đó, Smith trở thành bệnh nhân thân quen của bệnh viện. Ông ở hẳn trong căn phòng số 312 tại lầu ba, mỗi ngày có y tá đến truyền dịch sáu tiếng đồng hồ. Randy để ý không thấy hai người em đến thăm như đã nói mặc dù Smith vào bệnh viện đã hơn hai tuần.

Mấy tuần đầu ở bệnh viện, Smith thấy khỏe hơn chút, ông đã bắt đầu ăn được dù cơn ho và cơn khò khè vẫn hành hạ ông mỗi đêm. Ông vẫn đeo ống oxygen hằng ngày để thở phụ cho hai lá phổi bị viêm, hư hỏng gần hết.

Vài tuần trôi qua, ở trong căn phòng trống một mình, Smith bắt đầu thấy buồn chán. Ông hết xem tivi lại coi báo, chờ điện thoại của người em nhưng không thấy ai gọi. Smith không có di động. Ông dùng điện thoại bàn của bệnh viện liên lạc với hai người em vài lần nhưng hình như không có ai bắt máy. Smith cảm giác như cả thế giới đang lãng quên ông.

Ngay cả vị bác sĩ mà Smith có cảm tình nhất là bác sĩ Randy hình như cũng quên mất là ông đang chiến đấu với căn bệnh nhiễm trùng quái ác. Bác sĩ Randy những ngày đầu đều đặn ghé qua xem Smith thế nào, nhưng đến tuần thứ ba, khi mọi việc đã ổn thì anh chỉ ghé qua một, hai lần một tuần. Lịch chữa trị nấm Aspergillosis thường kéo dài từ sáu đến mười hai tuần và phải cấy dịch ở phổi để xem còn nấm hay không. Với trường hợp của Smith, Randy đoán chừng phải chữa liên tục ít nhất mười hai tuần ở bệnh viện.

Thực tế, Smith phải ở bệnh viện hơn sáu tháng do biến chứng khi chữa trị. Amphotericin B là thuốc kháng nấm rất mạnh nên thường gây ức chế lên thận khiến thận bị suy chức năng lọc.

Khi điều trị được một tháng, chức năng lọc thận GFR của Smith đột ngột giảm mạnh. Cộng thêm bệnh tiểu đường, thận của Smith đã hư ở giai đoạn III, chỉ số lọc thận GFR chỉ còn 45 (chỉ số bình thường là trên 60). Giờ đây khi dùng thuốc Amphotericin B, chỉ số GFR chỉ còn 20. Bác sĩ Randy và bác sĩ chuyên khoa thận quyết định giảm liều thuốc đường truyền IV mà chức năng thận của Smith vẫn không cải thiện. Chỉ số GFR tiếp tục thấp xuống còn 15, nghĩa là đi xuống giai đoạn IV.

Thế là Smith phải ngưng hoàn toàn việc chữa viêm nấm bằng đường truyền IV một thời gian để thận phục hồi, sau đó mới bắt đầu chữa lại bằng thuốc kháng nấm liều thấp để không làm tổn thương thận. Bác sĩ Randy thất vọng ra mặt vì như vậy chẳng khác nào phải chữa trị lại từ đầu. Loại nấm xâm lăng Aspergillosis này nếu không chữa trị liên tục sẽ tiếp tục mọc lại.

Khi biết phải ở bệnh viện hơn hai tháng nữa, Smith càng thêm nản. Đến tháng thứ ba trong bệnh viện, Smith chỉ biết nằm dài trên giường nhìn lên trần nhà. Ông thậm chí chẳng buồn xuống giường hay ra khỏi phòng. Càng ngẫm lại, Smith càng thấy cuộc đời mình quả là vô vị. Không bạn bè, không gia đình, không tiền bạc, không con cái. Cuộc sống ngoài kia ai ai cũng bận rộn, còn ông thì quá rảnh rỗi, có thể nằm ngửa nhìn trần nhà cả ngày mà không ai nhắc nhở.

Cứ mỗi sáng, cô y tá đều đến kiểm tra chỉ số sinh tồn, gắn ống nước biển vào ven truyền thuốc chầm chậm. Cô cẩn thận theo dõi ông Smith một lát để xem có biến chứng gì khi truyền dịch vào ven hay không rồi mới ra ngoài, không quên dặn Smith bấm nút "Khẩn cấp" nếu có gì bất thường.

Khi cô y tá đi rồi, Smith thấy căn phòng thật trống vắng, thậm chí ông còn cảm giác được từng giọt nước biển có kèm thuốc trị nấm đang rơi lỏn tỏn vào người. Trong quá trình truyền thuốc, thỉnh thoảng Smith nhìn ra ngoài, mong chờ hai đứa em ghé qua thăm mình, nhưng không đứa nào chịu ghé.

Hôm nọ, Smith nhận được cú điện thoại từ Anna, đứa cháu gái mười chín tuổi mà ông có gặp một lần. Không biết cách nào mà Anna có số điện thoại phòng bệnh viện của ông để gọi. Smith xúc động lắm khi nói chuyện với đứa cháu mười chín tuổi sau nhiều năm không gặp.

"Bác Smith khỏe không ạ, con là Anna đây?"

"Bác khỏe, cả nhà con khỏe không?"

"Dạ khỏe. Bác ráng hết bệnh nhé. Tụi con nhớ bác."

Vẫn cái giọng ngọt ngào mà Anna hay nói chuyện với Smith từ khi còn nhỏ. Mỗi lần qua nhà cô em gái Andrea ăn cơm, Anna là người duy nhất hỏi thăm Smith về cuộc sống và công việc thế nào. Smith thì vẫn chỉ có một câu trả lời đơn giản là đang đi làm theo mùa, những lúc khác thất nghiệp, vẫn còn hút thuốc và ở nhà trọ. Còn vợ chồng Andrea thì ngồi coi tivi không hề hỏi thăm Smith vì họ đã quá chán hình ảnh người anh hai thất nghiệp cuối tuần qua nhà ăn ké. Anna nói là ba mẹ có gọi vào cho Smith nhưng hôm đó ông được đưa đi chụp hình X-quang nên không nghe máy được.

Đó là lần duy nhất ông có người thân gọi điện hỏi thăm. Nói chuyện với cháu, tuy chỉ toàn chuyện vu vơ, nhưng Smith cảm động muốn khóc. Ông đẩy ống oxy nhựa cắm trên lỗ mũi qua một bên, áp sát máy điện thoại vào má, cố gắng cảm nhận lấy chút hơi ấm từ giọng nói của Anna ở đầu dây bên kia. Vài tuần sau, Andrea, em gái ông gọi điện vào nói chuyện với ông vài phút.

Cũng chỉ là hỏi thăm bình thường, nhưng khi Andrea nghe Smith nói có lẽ phải ở lâu trong bệnh viện, Andrea nói tỉnh queo:

"Em đã nói anh rồi, anh phải biết lo cho mình. Anh cứ bệnh vậy thì phải ở trong đó suốt đời. May là trong đó có người lo cho anh, nếu không về nhà thì ai lo. Anh thật là vô dụng."

Đó là lần đầu tiên Smith khóc. Ông khóc vì buồn tủi, vì thấy mình thật sự vô dụng. Andrea nói đúng. Già cả, bệnh tật và cô đơn là ba thứ kinh khủng mà ông phải gánh chịu cùng lúc. Smith tự hỏi vì sao ông phải sống như vậy.

Bác sĩ Randy vẫn thỉnh thoảng ghé qua cập nhật chữa trị và theo dõi, nhưng dường như mọi thứ không khác lắm lúc mới vào bệnh viện. Hình chụp phổi của

Smith vẫn có hàng chục cục nước viêm do nấm hai bên và các xơ hình tổ ong chạy dọc theo nang phổi.

Tuần trước, bác sĩ Randy có nói là có thể ông Smith sẽ phải ở lại thêm vài tuần nữa vì kết quả cấy nấm gần đây cho thấy ông vẫn còn nhiễm. Vậy là Smith phải ở bệnh viện thêm vài tháng nữa, tính ra có khi Smith phải ở bệnh viện này cả năm hoặc hơn.

"Nếu vậy thì mình sống làm gì?" Smith bâng quơ nghĩ thế suốt mấy tuần nay.

Ông đi đến quyết định tự tử. Nhưng bằng cách nào? Hiện tại ông quá yếu, không thể tự làm nhiều thứ. Ông không thể tự thắt cổ hay tự uống thuốc. Nhìn ra ngoài cửa sổ lầu ba, ông chợt nảy ra ý định sẽ trèo ra cửa sổ tự tử. Ohio bây giờ đang là mùa hè nên cửa sổ bệnh viện thỉnh thoảng được hé mở. Cửa sổ phòng ông nếu đẩy mạnh có thể mở rộng. Ông ở tầng ba, nếu nhảy lầu thì chắc sẽ chết.

Buổi tối hôm đó, Smith ngồi trên giường, suy nghĩ một hồi rồi quyết định sẽ trèo ra cửa sổ tối nay, khi mọi người ít chú ý. Nửa đêm, Smith ngồi dậy, cố đẩy cửa sổ ra nhưng cơn đau bụng quằn quại chợt đến làm ông bỏ cuộc. Ông ngồi tựa vào tường, thở hổn hển rồi thiếp đi lúc nào không hay.

Buổi trưa hôm sau, sau khi cô y tá truyền nước biển với thuốc, Smith thấy không còn đau bụng nữa và khỏe hơn. Lúc cô y tá ra khỏi phòng, Smith nhìn quanh căn phòng trắng toát này lần cuối. Vẫn sự im lặng đáng sợ, và lần này Smith càng quyết tâm hơn.

Ông cố gượng dậy bò đến cửa sổ ở cuối phòng. Smith hít thêm mấy hơi oxygen, lấy hết sức đẩy mạnh cửa sổ ra ngoài, hai tay bám vào khung cửa ráng trèo ra. Khung cửa sổ thấp nhưng do quá yếu nên Smith ra tới bậu cửa phải ngồi xuống thở hổn hển. Ông nhìn lại căn phòng mình lần cuối, nhìn chiếc điện thoại trong vài giây để chắc là không có tiếng chuông reo rồi ông nhắm mắt, tháo dây oxy ra khỏi cổ, đẩy người ra ngoài.

Rầm...!

Smith nhoài người ra cửa sổ thì té xuống ngay chiếc lam che nắng gió của cửa sổ tầng hai. Chiếc lam gió chịu không nổi sức nặng của ông nên gãy đôi, làm ông té xuống tiếp tầng dưới. Lần này, ông lại té ngay chiếc lam gió bằng nhôm, làm gãy chúng trước khi té xuống đất.

Vì té vào hai chiếc lam gió ở cửa sổ nên trọng lực khi rơi tự do từ tầng ba của Smith được giảm đáng kể, ông không tử vong khi té xuống đất. Nhân viên bệnh viện phát hiện, bật mã 5150 báo có bệnh nhân tự tử.

Lúc bác sĩ Randy chạy đến phòng 312 cũng là lúc nhân viên bảo vệ và mọi người đang chụp hình phòng, ghi lại hiện trường và các bác sĩ xem lại hồ sơ bệnh án. Randy ló ra cửa sổ nhìn xuống đất, thấy ngổn ngang vật liệu gãy vỡ bên dưới. Anh không ngờ Smith có sức đẩy cửa sổ để chui ra ngoài như thế. "Ôi trời!" Randy buột miệng rồi chạy nhanh xuống phòng cấp cứu.

Vừa đi, Randy vừa nhớ lại xem gần đây Smith có dấu hiệu gì là muốn tự tử không. Anh không thể nhớ rõ vì lần gặp Smith gần đây nhất là từ tuần trước.

Lúc đó Randy nói với Smith về việc ông phải ở lại bệnh viện thêm một tháng do bị biến chứng suy thận khi chữa trị bằng thuốc kháng nấm. Lúc đó, Smith chỉ ngồi im, không nói gì. Randy đoán là ông bằng lòng nên không hỏi gì thêm.

Ở phòng cấp cứu, hình chụp cho thấy Smith may mắn chỉ gãy hai xương sườn, rạn xương đùi phải, kèm theo gãy xương cẳng tay trái. Các chỉ số sinh tồn vẫn bình thường. Smith mặt nhăn mày nhó, khi biết mình vẫn còn sống và phải tiếp tục nằm bệnh viện, ông liền chửi thề: "Khỉ gió, sao không để tao chết. Để tao sống làm cái quái gì?"

"Ông Smith, tôi đây, bác sĩ Randy."

"Tôi không muốn sống bác sĩ ơi! Không ai lo cho tôi cả", Smith chợt oà lên khóc nức nở.

Randy không biết Smith khóc vì đau gãy xương hay vì cô đơn. Bác sĩ chấn thương chỉnh hình nhanh chóng băng bó vết thương và chuyển Smith qua phòng 112. Ông được chuyển xuống tầng một để chăm sóc đặc biệt.

Mấy hôm sau, khi Smith đang ngồi trong phòng thì bác sĩ Randy, bác sĩ trưởng khoa và thêm mấy ông mặc vest, đeo cà vạt vào thăm. Smith tưởng mình nhìn lầm vì có bao giờ có nhiều bác sĩ như vậy vào thăm ông đâu.

"Thưa ông Smith, tôi là bác sĩ Holder, giám đốc bệnh viện này. Chúng tôi đến đây để xin lỗi ông vì đã không chăm sóc ông tốt khiến ông phải tự tử."

Ông Smith ngạc nhiên không biết nói gì vì tự dưng hôm nay có cả ban giám đốc đến xin lỗi ông.

Smith nhìn một lần nữa quanh phòng, có đủ các quan chức trong bệnh viện, và cả bác sĩ Randy.

Đợi mọi người ngồi xuống, bác sĩ Holder mới lấy ra một tờ giấy màu vàng và từ tốn nói:

"Thưa ông Smith, chúng tôi rất lấy làm tiếc vì chuyện xảy ra. Chúng tôi xin chịu trách nhiệm vì đã để ông mở cửa sổ leo ra tự tử. Chúng tôi đề nghị hỗ trợ ông năm trăm ngàn đô-la phí phục hồi với điều kiện ông sẽ không thưa kiện bệnh viện."

Bác sĩ Holder, giám đốc bệnh viện, nói đến đây thì ngừng lại, để Smith có thể hiểu rõ từng lời của mình. Sau vài giây, ông điềm tĩnh nói tiếp:

"Chúng tôi sẽ hỗ trợ toàn bộ chi phí điều trị của ông ở đây cho đến khi ông hoàn toàn hồi phục. Ông không cần phải trả lời bây giờ. Tôi sẽ để lại tấm chi phiếu, số điện thoại liên lạc và luật sư ở đây."

Smith đi hết ngạc nhiên này đến ngạc nhiên khác. Lần trước ông nghe phong thanh là chi phí điều trị tại bệnh viện rất đắt đỏ, có thể bảo hiểm nhà nước dành cho người nghèo như ông sẽ không đủ chi phí. Vì vậy, ông sợ mình sẽ nợ tiền nếu chữa bệnh ở đây.

Sau khi cả nhóm người đi rồi, ông Smith vẫn không tin những gì vừa xảy ra: ông không phải trả tiền bệnh viện, mà còn được cho tiền. Ông cầm tờ chi phiếu trên bàn lên nhìn kỹ tên mình, tên và logo bệnh viện, còn cẩn thận đưa tờ chi phiếu lên ánh sáng để kiểm tra xem đó là giả hay thật.

Suốt cả đời, lần duy nhất ông được cầm tờ chi phiếu với số tiền lên đến năm ngàn đô-la là khi công ty bảo hiểm nhân thọ chi trả khi mẹ ông mất. Khi đó, ông đứng ra chu cấp tiền đám tang vừa đủ năm ngàn đô-la. Còn bây giờ, năm trăm ngàn đô-la. Với số tiền này, ông có thể mua ngay một căn nhà, một chiếc xe mới, sẽ ăn những món ngon, và tận hưởng những ngày sắp đến.

Chiều đó khi bác sĩ Randy đến thăm, Smith hỏi ngay:

"Bệnh viện chịu trả tôi nửa triệu đô-la thiệt hả bác sĩ, sao họ tốt vậy?"

Chính Randy cũng ngạc nhiên về bệnh viện của mình, vì sao dám chi đến nửa triệu đô-la cho một bệnh nhân leo lầu tự tử. Về sau, Randy tìm hiểu thì anh biết đây chỉ là số tiền nhỏ so với số tiền bệnh viện phải bỏ ra nếu như Smith hay gia đình ông kiện bệnh viện.

Lý do là bệnh viện đã không có hệ thống cửa sổ an toàn, khi bệnh nhân ở một mình có dấu hiệu trầm cảm như Smith, lẽ ra họ phải tìm cách ngăn ngừa tai nạn trước khi xảy ra. May là Smith không chết, chỉ bị thương nhẹ. Bằng số tiền bồi thường nho nhỏ này, bệnh viện sẽ tránh được kiện tụng và tránh giới truyền thông đưa tin làm ảnh hưởng đến uy tín bệnh viện.

Sau khi nói chuyện với Randy, Smith vui vẻ nhận tấm chi phiếu. Ông ký giấy bãi nại không khiếu kiện bệnh viện.

Giờ đây, ở căn phòng 112, ông không còn thấy chán đời nữa. Ông nghĩ đến cảnh không còn phải ở phòng trọ lạnh lẽo mà có thể đến sống ở ngôi nhà có vườn táo nhỏ, khung cảnh ấm cúng vào mùa đông Ohio.

Hôm sau thì em gái Andrea và em trai Anthony đồng loạt vào thăm ông. Họ nghe nói ông không chết vì tự tử mà còn được bệnh viện trả nửa triệu đô. Andrea mang theo một đóa hoa thật tươi để giữa phòng. Anthony thì mang theo hình chụp gia đình lúc nhỏ cho Smith coi để nhắc lại những kỷ niệm ba anh em lúc xưa.

Smith cảm động lắm. Ông chưa bao giờ thấy em gái lo cho mình như vậy. Lúc xưa, có bao giờ Andrea coi trọng ông. Smith cũng chưa bao giờ thấy Anthony nói chuyện ngọt ngào với mình như bây giờ, cứ hễ mở miệng là "Chúng ta là gia đình...", "Chúng ta là anh em..."

Smith biết lý do chính hai người em đột nhiên đối xử tốt với mình là do ông bỗng dưng giàu có. Có nửa triệu đô-la ở Ohio là một tài sản lớn mà nhiều gia đình cả đời không bao giờ có. Nhưng không sao, họ tốt với ông vì ông có tiền cũng được. Smith cũng nghĩ đến việc sẽ chia số tiền này cho hai người em, còn một khoản ông sẽ giữ cho mình.

Tin vui đến đồng loạt, bác sĩ Randy báo là bệnh ông đang tiến triển tốt. Lần cấy nấm gần đây cho thấy tỉ lệ nấm giảm hẳn và các đốm nước trong phổi cũng giảm. Smith cảm thấy hơi thở đã nhẹ hơn, không còn nặng nhọc như trước. Quan trọng nhất là ông không còn phải thở oxy mỗi khi lên cầu thang. Rõ ràng, phổi của ông đang tiến triển tốt. Bệnh tiểu đường cũng đã được kiểm soát. Chỉ số Ha1c giảm chỉ còn 7%, là chỉ số tốt nhất từ trước đến giờ.

Anna cũng theo mẹ vào thăm Smith thường xuyên hơn. Smith thấy rõ cuộc đời mình thay đổi sau lần chết hụt do tự tử. Nếu biết chết hụt mà tốt vậy thì ông đã cố tự tử ngay khi mới vào bệnh viện.

Để tiện quản lý tiền bạc, Andrea đề nghị Smith đưa tờ chi phiếu vào quỹ chung của gia đình gọi là Smith Trust. Andrea nói là cô sợ Smith bệnh nặng nên không tiện quản lý sổ sách tiền bạc. Andrea cũng đề nghị đưa Anthony vào quỹ Smith Trust này để cùng lo vì cả ba là anh em ruột. Andrea nhấn mạnh số tiền chi tiêu quỹ này sẽ do Smith quyết định, Andrea chỉ là người theo dõi.

Smith nghe cũng hợp lý nên đồng ý ngay, nhất là ông không rành sổ sách. Cả đời ông chưa bao giờ sở hữu tài khoản ngân hàng nào trên chục ngàn đô-la, nên làm sao biết quản lý số tiền lên đến vài trăm ngàn đô-la. Andrea cũng có nói là số tiền này sẽ làm quỹ học bổng cho Anna học đại học. Smith nhớ lại những ngày đầu vào bệnh viện, chỉ có Anna gọi điện hỏi thăm mình nên liền đồng ý với việc đó.

Tuần tiếp theo, Andrea và Anthony dẫn thêm luật sư mang theo một đống giấy tờ cho Smith ký. Ông hài lòng khi thấy tên ông có trên quỹ là Smith Trust. Smith xem sơ qua vài lần rồi ký hết giấy tờ trong tập hồ sơ dày cộp.

Đến tháng thứ chín, bệnh tình của Smith thuyên giảm rõ rệt. Ông có thể đi bộ ngoài hành lang và tham gia các khóa vật lý trị liệu. Một buổi chiều, Randy đến thăm và báo rằng Smith có thể xuất viện trong tháng này.

"Thiệt hả bác sĩ?"

"Vâng thưa ông, chúc mừng ông và chúc mừng gia đình. Thấy mọi người đoàn tụ, tôi cũng vui cho ông."

"Bác sĩ Randy, tôi muốn nhờ bác sĩ một việc này."

"Vâng, ông cứ nói."

"Tôi muốn mua một căn nhà trị giá khoảng ba trăm ngàn đô-la trả bằng tiền mặt. Nhờ bác sĩ giới thiệu chuyên viên địa ốc giúp tôi nhé."

Randy ngạc nhiên pha lẫn vui mừng. Lần đầu tiên, anh thấy sức sống hồi sinh mãnh liệt ở một ông già sáu mươi sáu tuổi thể hiện qua ánh mắt sắc nét, da dẻ tuy vẫn nhiều nếp nhăn nhưng có chút hồng hào hơn. Randy thấy rõ Smith đang sống lại. Anh vui vẻ giới thiệu một người bạn làm môi giới nhà đất đến tận phòng bệnh để tư vấn thông tin và hình ảnh nhà mới cho Smith lựa chọn.

Smith quyết định mua căn nhà bốn phòng ngủ vùng ngoại ô với giá ba trăm ngàn đô-la dù chưa đến đó bao giờ mà chỉ xem qua camera do nhân viên địa ốc quay trực tiếp.

Smith định sẽ nói cho Andrea và Anthony biết sau khi đặt cọc tiền mua nhà, rồi cả gia đình sẽ đi xem nhà mới sau khi ông ra viện. Smith còn dự tính nếu chết đi thì ông muốn để lại căn nhà cho cô cháu gái Anna. Ông cẩn thận nhờ anh chuyên viên địa ốc thảo hợp đồng mua bán có ghi rõ Anna sẽ là người thừa kế căn nhà sau này. Smith ký hợp đồng mua nhà trước lúc xuất viện ba tuần. Theo hợp đồng, Smith sẽ cọc năm phần trăm giá trị căn nhà, tức mười lăm ngàn đô-la.

Hôm sau, Smith nhờ anh chuyên viên địa ốc báo luật sư bên quỹ Smith Trust đến để ký phiếu chuyển tiền cọc. Anh luật sư nghe vậy chợt nói: "Thưa ông Smith, tôi e là ông không đủ tiền trong quỹ."

"Hả, anh nói cái gì? Tôi có năm trăm ngàn đô-la trong đó mà. Hai đứa em tôi đang quản lý số tiền này", Smith giật mình nói.

"Vâng, lúc đầu thì ông có năm trăm ngàn đô-la, nhưng sau đó ông đã ký tên uỷ thác hai người em quản lý số tiền này. Họ đã chuyển bốn trăm chín mươi ngàn đô-la ra khỏi quỹ. Giờ chỉ còn mười ngàn trong quỹ thôi."

Smith tối sầm mặt mũi, cảm giác như từng mạch máu trong người đang căng lên. Ông nhớ lại chồng hồ sơ dày cộp mà Andrea và Anthony đưa ông ký. Ông không bao giờ nghĩ có ngày hai đứa em ruột cuỗm mất số tiền do tai nạn của mình.

Càng nghĩ, càng tức, càng buồn, Smith càng thở mạnh hơn. Ông bắt đầu thấy khó thở, mắt nhoè đi. Vang vang trong đầu ông là giọng cười nhạo của Andrea.

"Anh là đồ vô dụng..."

*

"Code Blue phòng 112."

Mã Code Blue vang lên inh ỏi trong buổi chiều làm Randy giật mình.

"Phòng 112, sao nghe quen quen. Ôi, ông Smith!"

Randy thầm nói rồi chạy ngược về hướng phòng của Smith, căn phòng mà mới hồi sáng anh còn thấy một Smith hồi sinh sau khi chống chọi với bệnh nấm khó trị Aspergillosis.

Khi Randy đến nơi, phòng 112 đã khá đông người. Bác sĩ ICU và bác sĩ gây mê đang liên tục làm hồi sức ngoài lồng ngực.

"Tiêm Epi lần ba, ngưng CPR để kiểm tra nhịp tim."

"Tiếp tục CPR, lấy đường truyền trung tâm..."

"Tiêm Epi lần bốn, vẫn không thấy nhịp..."

Vẫn những câu lệnh cấp cứu lạnh lùng mà Randy thường nghe mỗi lần bệnh nhân ngưng tim đột ngột. Anh thầm mong lần này Smith sẽ vượt qua được.

Hơn ba mươi phút làm hồi sức xoa bóp tim ngoài lồng ngực, nhưng Smith vẫn không sống lại. Bác sĩ ICU chính thức kết luận Smith chết do nhồi máu cơ tim sau khi thử hết biện pháp.

Randy nhìn sang luật sư của quỹ Smith Trust và anh chàng địa ốc, cả hai mặt tái mét kể lại chuyện Smith bị lên cơn đau tim khi nghe tin toàn bộ số tiền của mình đã bị hai người em đánh tráo.

Randy nhanh chóng hiểu ra câu chuyện. Smith đã sống lại, đã vượt qua căn bệnh nhiễm trùng nấm xâm lấn, đã không chết từ cú ngã khi tự tử, mà cuối cùng ông chết trong uất ức khi đã tin lầm người.

Randy lặng lẽ bước ra ngoài. Anh nhìn ra khoảng sân trống ở bệnh viện, nơi Smith từng té xuống đây, làm gãy hai thanh lam che nắng mà may mắn không chết. Ánh nắng chiều phản chiếu lên khung cửa kính của bệnh viện, rọi vài vệt sáng lên khoảng cỏ xanh. Randy nhận ra cô đơn, bệnh tật và tuổi già chưa chắc làm người ta chết, nhưng lừa dối có thể giết chết một người, đặc biệt khi sự lừa dối đến từ chính những người thân yêu.

*

Sáu tháng sau, Randy nhận được một cuộc gọi lạ.

“A lô, bác sĩ Randy phải không ạ? Tôi là Anna đây.”

“Anna? Cháu của ông Smith phải không?”

“Đúng rồi bác sĩ.”

Randy nhớ ngay vì lúc Smith hồi phục, ông vẫn hay nhắc đến cô cháu gái Anna như người thân duy nhất thật sự lo cho mình.

“Tôi nhớ rồi, cô gọi tôi có việc gì?”

“À, tôi gọi để báo bác sĩ biết tôi hiện giờ là người quản lý chính của quỹ Smith Trust. Mẹ và cậu tôi sau khi biết tin bác Smith chết vì buồn chuyện tiền bạc thì cả hai đều hối hận, chuyển trả lại toàn bộ số tiền vào quỹ và đề nghị tôi quản lý.”

Randy thấy nhẹ lòng. Ít ra, hai người em sau khi thấy anh mình mất, họ cũng biết hối hận.

"Tôi gọi để nhờ bác sĩ gửi lại thông tin về căn nhà mà bác Smith muốn mua lúc còn sống. Tôi định dùng tiền quỹ Smith Trust để mua căn nhà này theo ý nguyện của bác."

"Vâng, tôi sẽ đưa cô số của nhân viên địa ốc."

Cúp máy, Randy đi ra ngoài hành lang. Anh muốn hít thở chút không khí trong lành khi mùa đông tràn về Ohio. Nghĩ đến căn nhà bốn phòng ngủ với tấm di ảnh của Smith trong đó, hẳn ông sẽ không còn cảm thấy lạnh lẽo khi đã có căn nhà của đời mình, Randy thoáng nghĩ.

Có phải Chúa phạt tôi?

Dạo này lông của Maggie mọc dày hơn ở hai cánh tay và cổ chân. Giọng cô trầm hơn trước. Các mảng mỡ vùng mông teo hóp vào. Đôi gò bồng xẹp xuống, trơ ra hai túi ngực nhân tạo trên khung xương sườn khiến cô không thể mặc chiếc áo hai dây hở ngực yêu thích. Tệ hơn, vùng da phía dưới hai cánh tay của cô chùng xuống, hằn nhiều nếp gấp do mỡ mất đi. Bụng cô phình ra do tích nước, trông chẳng khác gì bụng bầu. Da mặt cô mỏng đi, có thể thấy rõ những mạch máu li ti bên dưới trông như mạng nhện. Tóc cô rụng nhiều, thấp thoáng đã thấy nhiều chỗ hói. Chỉ có đôi mắt to tròn, đen thẳm, hai mí đều, cùng hàng mi dày gốc Ấn Độ gợi chút nữ tính còn sót lại trên người Maggie.

Maggie trước kia là đàn ông.

Ngay từ bé, “cô” Mark đã thích chơi búp bê hơn trò siêu nhân. Mark đi học chỉ thích ngồi gần con gái, thích để tóc dài và cột thành búi. Anh bắt đầu cảm thấy thích con trai khi học lên phổ thông. Mặt anh ửng đỏ khi nghĩ về anh chàng đẹp trai chơi bóng bầu dục trong lớp. Từ đó Mark bắt đầu nghi ngờ về xu hướng tính dục thật của mình, không chắc lớn lên muốn làm đàn ông. Bạn bè hay chê cười vì anh thường mặc đồ nhiều màu sắc, dáng đi õng ẹo, ẻo lả.

Càng ngày, Mark càng để ý các bạn nam có cơ bắp mặt chữ điền trong lớp hơn là các bạn nữ ngực nở eo thon.

Những năm tháng đại học, Mark chỉ thấy thêm thất vọng với cơ thể mình. Giọng anh ồm ồm, mông phẳng và eo to trong khi anh lại muốn có bờ mông cong cong và vòng eo thon nhỏ. Quan trọng hơn là Mark muốn được các anh con trai ôm ấp. Mark ước mình được mặc váy đầm. Dần dà, Mark nhận ra mình là nữ trong một cơ thể nam. Thế là Mark bắt đầu tìm hiểu về quá trình chuyển giới.

Tại Hoa Kỳ, phẫu thuật chuyển giới không hề dễ dàng. Người muốn làm phẫu thuật phải đi tham vấn và được bác sĩ tâm lý chứng nhận mới có thể phẫu thuật chuyển giới, vì một khi đã làm phẫu thuật rồi thì không thể quay lại như lúc đầu. Sau nhiều năm tìm hiểu, cuối cùng Mark cũng nhận ra mình cần phải làm gì.

*

Năm hai mươi hai tuổi, Mark phẫu thuật chuyển giới thành công, trở thành cô Maggie. Từ đó, Maggie phải dùng kết hợp hormone nữ và thuốc kháng hormone nam đều đặn để giữ được đường cong và giọng nói của mình.

Hơn mười năm nay, Maggie hạnh phúc trong cơ thể mới. Cô ra trường, làm kế toán lương sáu chữ số và sống chung với người yêu trong căn hộ nhỏ gần khu trung tâm ở Los Angeles. Mỗi sáng, cô thường cùng người yêu dắt chú béc-giê đi bộ. Maggie rất hài lòng với cuộc sống này.

Cho đến năm ngoái, Maggie cảm thấy các khớp ngón tay sưng đau mỗi sáng thức dậy. Bác sĩ gia đình chẩn đoán cô bị viêm thấp khớp và đề nghị ngưng hormone. Cơn đau kinh khủng đến nỗi Maggie phải ngưng chích hormone để hy vọng các khớp bớt đau. Nhưng cơn đau vẫn không giảm, trái lại chúng ngày càng tăng khiến Maggie không còn gõ bàn phím nhiều được nữa. Thỉnh thoảng, cô phải nghỉ việc một thời gian, dẫn đến công việc sổ sách kế toán bị đình trệ. Ngoài đau khớp tay và chân, cô còn nổi các mẩn đỏ trên mặt và ngực.

Bác sĩ gia đình không biết được lý do nên chuyển Maggie qúa bác sĩ chuyên khoa cơ xương khớp. Cuối cùng, Maggie được chẩn đoán là mắc bệnh Lupus thấp khớp, có thể do tương tác của các loại hormone lâu dài.

Vài tuần trước, các cơ bắp vùng tay và vai của Maggie yếu đi đột ngột, phải vất vả lắm cô mới đứng lên được. Cô khó thở và phải nhập viện, cuối cùng chuyển lên khoa ICU do suy hô hấp cấp và viêm cơ bắp cấp tính.

Bạn trai quen nhau năm năm đã bỏ Maggie từ lúc cô ngưng dùng hormone. Anh ta nói thẳng rằng không thể ngủ với "đàn ông" được khi cơ thể Maggie bắt đầu trở lại hình dáng đàn ông.

"Maggie, cô có biết tình trạng của mình thế nào không?" Tôi từ từ ngồi xuống bên giường, bắt đầu buổi thăm bệnh.

"Tôi biết là nặng lắm, phải không bác sĩ, vì tôi dùng đến sáu lít oxy mà vẫn thấy khó thở?"

"Vâng, tôi nghĩ là khá nặng", tôi im lặng một lát rồi mới đáp.

"Có phải vì tôi đã chuyển giới nên Chúa phạt tôi không bác sĩ?"

"Không", tôi nói dứt khoát. "Tôi không nghĩ vậy cô Maggie à."

"Bác sĩ Trần, tại sao tôi lại bị như vậy? Trước kia tôi khỏe lắm mà."

"Tôi không biết chắc. Bệnh Lupus có nhiều nguyên nhân kết hợp."

"Tôi nghe nói bệnh của tôi cực kỳ hiếm ở đàn ông, nhưng hay gặp ở phụ nữ, phải không bác sĩ?" Maggie rấm rứt. "Tại vì tôi quyết định chuyển giới, làm ngược lại ý Chúa, nên tôi mới bị phạt, đúng không?"

"Đúng là bệnh Lupus thường ít gặp ở đàn ông hơn phụ nữ, nhưng tôi tin rằng đây không phải là Chúa phạt cô." Tôi vỗ vai Maggie động viên.

"Các chỉ số xét nghiệm cho thấy thận của cô đang hư nặng. Phổi của cô đang bị viêm và nhiễm trùng. Có thể cô sẽ không được dùng lại hormone. Ngày mai, tôi sẽ bắt đầu hóa trị cho cô như chúng ta đã bàn nhé."

Maggie gật đầu. Chợt cô nắm tay tôi lắc lắc:

"Bác sĩ, xin hãy cho tôi uống hormone lại nhé, tôi muốn trở thành đàn bà dù có phải chết đi nữa."

"Chúng ta sẽ bàn về hormone sau khi tình trạng của cô ổn định lại và khỏe hơn, được không?"

Tôi bước ra cửa phòng sau khi đưa Maggie khăn giấy. Trong khoảnh khắc nhìn nước mắt ứ tràn trên đôi mắt to tròn ấy, tôi nhận ra hình ảnh một người phụ nữ thật sự trong Maggie.

Maggie phản ứng tốt với các đợt hóa trị, chức năng thận của cô dần phục hồi. Chân tay cô đã bớt sưng đỏ. Bụng cô dần bớt trướng nước, từ từ xẹp lại. May mắn là cô không phải chạy thận nhân tạo vĩnh viễn. Chứng viêm cơ cũng giảm hẳn, không còn khiến cô mệt mỏi và đau nhức. Các khớp đã linh hoạt hơn, có thể bẻ cong và cô cũng cầm nắm được vật dụng mà không còn để rớt như trước kia.

Maggie dần khỏe hơn, bắt đầu đi đứng lại được và tập vật lý trị liệu ba lần một tuần.

"Bác sĩ Trần, khi nào tôi mới được dùng hormone để trở lại hình dáng phụ nữ?"

"Thưa cô, tuy không chắc chắn hoàn toàn, nhưng tôi nghĩ chứng Lupus của cô có một phần nguyên nhân do hormone gây ra."

"Tôi cũng nghĩ vậy", Maggie im lặng.

"Nếu dùng hormone lại, rủi ro là cô sẽ tái phát bệnh. Khi đó, bệnh có thể còn nặng hơn và cô sẽ phải chạy thận nhân tạo, thậm chí chết."

"Không sao bác sĩ. Tôi đã nghĩ kỹ rồi. Tôi sẽ chấp nhận rủi ro." Ánh mắt Maggie quả quyết.

"Nếu ý cô muốn như vậy, tôi sẽ cố gắng kê cho cô thêm các thuốc ức chế miễn dịch, hy vọng sẽ khiến bệnh Lupus ổn định khi cô dùng hormone trở lại."

...

Một trưa hè Los Angeles trời nóng như đổ lửa, tôi chợt thấy thèm cốc xoài Mexico vừa chín ướp đá rắc muối nên bước vội qua đường, ghé vào xe đẩy bán trái cây để mua một ly.

"Hola, cuanto cuesta una taza de mango?" (Xin chào, một ly xoài bao nhiêu vậy?)

Tôi giật mình vì nghe giọng nói quen quen.

"Để tôi trả nhé."

Âm thanh đến từ một cô gái có thân hình dong dỏng cao, đeo kính râm, bận áo phông màu đen bó sát người, nhoẻn miệng cười khoe hàm răng trắng. Cô đứng trước tôi, đang xếp hàng đợi lấy ly xoài.

"Tôi là Maggie nè, bác sĩ Trần nhớ không?"

Tôi "à" một tiếng vì nhìn không ra. Maggie nhìn khác hoàn toàn lúc ở bệnh viện. Dáng người cô đã có đường cong trở lại, có khi còn cong hơn lúc trước.

"Tôi vừa đi lấy thêm thuốc từ bác sĩ gia đình, nên ghé qua mua xoài. Tôi mời bác sĩ nhé."

"Vâng. Tôi chỉ nhắc cô nhớ là bác sĩ như tôi chỉ được nhận món quà trị giá tối đa là năm mươi đô-la. Tôi hy vọng ly xoài này chưa đến năm mươi đô-la." Tôi thấy thú vị vì ít khi gặp bệnh nhân ngoài đường như thế.

Maggie bật cười sảng khoái. Tiếng cười trong trẻo làm dịu hẳn cái nóng hầm hập ban trưa. Lần đầu tiên sau nhiều tháng, tôi thấy Maggie cười tươi như vậy. Trong khoảnh khắc ấy, tôi thấy cô đúng là phụ nữ. Cô thật đẹp, dịu dàng và dĩ nhiên có phần nóng bỏng trong bộ đồ màu đen bó sát, cộng thêm cặp kính râm bí ẩn che đi đôi mắt to tròn với hàng mi cong vút.

"Này bác sĩ, anh nói đúng đấy."

Maggie nói trong lúc nhìn anh chàng Mexico bán xoài gọt vỏ, xắt từng miếng vào ly, bỏ muối đỏ nâu rồi nặn thêm chanh.

"Chuyện gì?", tôi hỏi.

"Anh nói Chúa không phạt tôi. Tôi vẫn ổn đây, ba tháng rồi không tái phát nhé."

"Vâng. Tôi không nghĩ Chúa phạt ai cả, nhất là khi người đó dám sống thật với chính mình."

Tạm biệt Maggie, tôi băng qua đường vào lại bệnh viện, bỗng thấy ly xoài chua chua thường ngày hay mua sao hôm nay ngọt lạ thường.

Porn! Cố thêm một lần nữa thôi!

"Khách quen của chúng ta đã trở lại." Buổi trưa tại ICU, cô bác sĩ thực tập nhỏ nhắn gốc Hoa tên Mindy Lee bắt đầu buổi thuyết trình.

"Ai vậy Mindy?"

"Anh chàng người Thái Lan có cái tên thật dài."

Mindy đang nói đến Pornpipatpong bị Lupus ban đỏ. Tôi nhớ ra Porn ngay vì tên anh rất dài và bắt đầu bằng chữ "Porn" (khiêu dâm) trong khi Porn rất hiền.

Porn gần năm mươi tuổi, mắc bệnh Lupus ban đỏ hơn ba mươi năm nay. Porn bị tất cả biến chứng mà bất kỳ sinh viên y khoa hay bác sĩ thực tập nào cũng đều háo hức học. Anh bị hội chứng máu đông (Antiphospholipid syndrome), phải uống thuốc kháng đông, nhưng uống quá nhiều dẫn đến biến chứng xuất huyết não, phải mổ cấp cứu giảm áp vào mười năm trước. Porn may mắn sống sót, nhưng sau đó vì sợ nên anh không dùng thuốc kháng đông nữa. Kết quả là sau một năm lại có cục máu đông to tướng ở động mạch phổi, nên giờ anh phải tiếp tục uống thuốc chống đông máu.

Chữa bệnh cho Porn rất khó, vì bác sĩ luôn phải ở lằn ranh mong manh giữa việc giữ máu Porn loãng vừa phải, không bị cục máu đông, cũng không bị xuất huyết não như lần trước. Nhưng như vậy vẫn chưa hết, Porn bị thấp tiểu cầu mạn tính, động kinh sau lần đột quỵ mổ não, hư thận do nghẽn mạch máu cầu thận và gần đây nhất là tổn thương gan với triệu chứng tăng men gan không rõ lý do.

Bị bao nhiêu bệnh vậy mà Porn vẫn kiên cường chống chọi. Trong một lần khám theo dõi, Porn hỏi tôi: "Bác sĩ, hãy cho tôi biết tôi còn sống được bao lâu nữa?"

"Tôi không biết. Vì sao anh hỏi vậy?"

"Hôm qua, tôi nằm mơ thấy đức vua của mình. Ổng nói muốn gặp tôi."

Porn nói đến vị vua Thái Bhumibol đã mất năm 2016. Trong mắt người dân Thái, đức vua là vị thánh sống mà họ luôn tôn thờ.

"Tôi mệt rồi bác sĩ à. Hơn ba mươi năm chống chọi với căn bệnh quái ác này thì gần mười năm tôi đã sống trong bệnh viện. Tôi may mắn có các bác sĩ trong bệnh viện chăm sóc tận tình. Tôi có người quen bên Thái đã mất vì bệnh này từ lâu."

Tôi lặng im một lát rồi nói:

"Porn này, tôi muốn anh chỉ tập trung vào hiện tại thôi nhé. Tôi muốn anh uống thuốc đầy đủ và theo dõi đúng hẹn với tôi, như vậy có được không?"

"Tôi thì không vấn đề gì, nhưng con tôi còn nhỏ quá. Vợ tôi mới qua Mỹ được vài năm, vẫn chưa quen với cuộc sống bên này. Tôi không biết vợ con tôi sẽ ra sao nếu như tôi mất sớm", Porn thổn thức.

Vợ Porn nhỏ hơn chồng mười hai tuổi, cũng là người Thái. Cô làm việc tại một nhà hàng Thái cách nhà hơn một giờ đồng hồ lái xe, làm sáu ngày một tuần, quần quật từ mười giờ sáng đến chín giờ tối, nên Porn phải lo mọi sinh hoạt ăn uống, vệ sinh và chăm lo cho đứa con gái bảy tuổi.

Dạo này, Porn bắt đầu sụt giảm trí nhớ, khi nhớ khi quên uống thuốc chống đông máu. Cách đây vài tháng, Porn đã phải nhập viện vì xuất hiện hai cục máu đông to đùng ở phổi do quên uống thuốc chống đông máu. May mắn là hai cục máu ở cùng một bên và chỉ làm Porn khó thở khi nằm.

Lần ấy trong ICU, Porn gượng cười nhìn tôi hỏi có nên mổ lấy cục máu ra không. Tôi nói chuyện rất lâu với phẫu thuật viên mạch máu, chuyên viên can thiệp tim phổi và bác sĩ chăm sóc đặc biệt. Cuối cùng, chúng tôi quyết định không mổ vì rủi ro quá cao.

Quyết định mổ với người bình thường đã là một rủi ro, huống chi với người mang nhiều bệnh nguy hiểm như Porn thì rủi ro càng cao gấp bội. Porn tin tưởng nên để chúng tôi quyết định.

"Đừng làm hại - Do no harm" là câu châm ngôn tôi luôn ghi nhớ trong những trường hợp khó như Porn. Điều này nghe tưởng đơn giản, nhưng trong thực tế có nhiều cái khó, nhất là với góc nhìn của bác sĩ. Đôi khi, cái tôi của bác sĩ sẽ lớn hơn sự an toàn của bệnh nhân. Chúng ta là bác sĩ. Chúng ta có kiến thức, có kỹ thuật cao và thường dễ có mong muốn can thiệp khi biết nguyên nhân bệnh. Nhìn hai cục máu đông to rõ thù lù trên màn hình CT, chúng ta chỉ muốn đưa tay vào đó, lấy ra hai cục máu đông quái ác kia, vì chúng ta có kỹ thuật, có những chuyên viên giỏi dùng ống thông catheter nhanh nhạy chính xác đến từng milimet. Nhưng đôi khi chúng ta quên mất bệnh nhân chưa hẳn sẽ tốt hơn sau khi mổ. Đã có nhiều trường hợp bệnh nhân tử vong trên bàn mổ do các biến chứng của ca mổ lấy cục máu.

Lần đó, Porn may mắn qua được và không cần phải mổ. Ông tiếp tục chích thuốc chống đông máu Lovenox hằng ngày. Một lần khác, Porn phải vào ICU vì nhiễm trùng phổi. Cái khó là Porn dùng thuốc ức chế miễn nhiễm quá lâu cộng với thấp tiểu cầu và rủi ro đông máu nên rất khó trị viêm phổi.

Thần may mắn lần nữa lại mỉm cười. Lần đó, Porn qua được. Đó là lý do bác sĩ thực tập Mindy nói Porn là "khách hàng" thường xuyên của ICU.

"Lý do chính nhập viện lần này?", tôi hỏi Mindy.

"Thấp tiểu cầu nguy hiểm, xuất huyết dưới da và tăng men gan cấp tính."

"Porn nhập viện từ khoa cấp cứu hay phòng khám cơ xương khớp?", tôi hỏi tiếp.

"Porn đi khám bệnh thường kỳ bên phòng khám ngoại trú của khoa chúng ta. Bác sĩ xem lab thấy chỉ số men gan của Porn tăng quá cao, trên 1000 (chỉ số bình thường dưới 50), và chỉ số tiểu cầu chưa đến 20.000 (chỉ số bình thường là 150.000 - 450.000). Hơn nữa, bác sĩ còn thấy Porn có dấu hiệu xuất huyết dưới da nên yêu cầu chuyển thẳng vào ICU." Mindy giải thích.

Vì Porn là bệnh nhân của khoa xương khớp và tự miễn nên khi nhập viện, anh được chuyển thẳng vào khoa ICU dưới sự theo dõi của các bác sĩ ICU và sự tư vấn của bác sĩ chuyên khoa cơ xương khớp và tự miễn. Các bệnh nhân nặng, có bệnh nền nguy hiểm như Porn thường được nhập viện thẳng vào khoa nội tổng quát hay ICU để tiện theo dõi.

Các xét nghiệm lab được tiến hành. ICU, như thường lệ, gọi thêm chuyên viên từ các khoa khác bao gồm nội thần kinh, huyết học, cơ xương khớp, tự miễn, tim, phổi và tiêu hóa. Tôi đếm xem còn thiếu chuyên gia nào không, vì những trường hợp như Porn thường đòi hỏi rất nhiều bác sĩ chuyên khoa.

"Gia đình Porn đã có ai đến chưa Mindy?", tôi hỏi.

"Tôi chưa cập nhật vì Porn mới nhập viện sáng nay. Vợ ông ấy biết tin rồi, cô nói là chiều sẽ đến."

Vợ Porn, sau bao nhiêu lần chồng nhập viện, đã dần quen với các cuộc điện thoại từ bệnh viện.

Những lần đầu khi Porn nhập viện vào ICU, cô tất tả xin nghỉ làm, ở lại chăm sóc chồng, có khi còn ngủ lại trong bệnh viện. Những lần kế đó, cô cũng xin nghỉ nhưng không ở lại đêm nữa để về chăm sóc con gái. Còn gần đây, cô chỉ xin về sớm để thăm chồng. Cô nghĩ mọi chuyện sẽ ổn như những lần trước.

Sau khi nghe Mindy báo cáo ca bệnh của Porn xong, cả nhóm chúng tôi rời khỏi phòng họp và bắt đầu thăm từng buồng ICU.

Vừa bước vào, tôi nhận ra ngay dáng người quen thuộc của Porn đang nằm nghiêng nghiêng trên giường bệnh. Tướng anh cao ráo nhưng hay đi lòm khòm nên khi nằm trên giường, dáng Porn cũng hơi cong cong một bên, y hệt như con tôm trong nồi lẩu chua Tom Yum tôi hay ăn.

Đến gần bên giường bệnh, tôi gọi:

"Xin chào Porn, anh có nhớ tôi là ai không?"

Gọi đến lần thứ hai, Porn mới quay đầu qua nhìn tôi, nhưng ánh nhìn của anh lại như một người mất hồn. Đôi mắt Porn mệt mỏi, thả lỏng, không tập trung, cử động chậm chạp, không linh động như những lần trước gặp bác sĩ. Hai mắt anh như đang nhìn xa xăm dù hướng về chỗ tôi đứng. Đồng tử Porn giãn ra, nhìn tôi thêm một lát rồi từ từ lướt cặp mắt vô hồn nhìn trên trần nhà, không hề chú ý đến đám đông bác sĩ và sinh viên đang ở trong phòng.

Tôi ngạc nhiên khi Porn không nhận ra tôi. Lần này, tôi đoán có chuyện không hay. Cô y tá bên cạnh tròn mắt giải thích, vừa nãy cô vào phòng thì thấy Porn còn tươi tỉnh lắm, thậm chí còn đùa với cô là muốn ăn món pad Thái ở bệnh viện.

Tôi nắm tay Porn lay nhẹ: "Cố thêm một lần nữa thôi, Porn nhé..."

Porn bất ngờ quay đầu, nhìn thẳng vào mắt tôi trong vài giây, sau đó tiếp tục nhìn lên trần nhà.

Chúng tôi bật mã "Đột quỵ" (Code Stroke) Nhịp tim của Porn đột nhiên tăng cao lên đến 110 nhịp/phút, oxygen tụt dần xuống dưới 90% rồi chầm chậm xuống 80%. Huyết áp Porn nhanh chóng đổi chiều, tụt dần từ 140/110 xuống 100/60 rồi 80/60. Porn dần lịm đi và không phản ứng khi tôi lắc vai, la to. Nhóm đột quỵ đến trong tích tắc. Porn được đặt ống nội khí quản và thở máy.

Hình chụp MRI não trái xác nhận đột quỵ nhưng không có xuất huyết não mặc dù tiểu cầu Porn rất thấp. Siêu âm đùi xác định có cục máu đông. Tĩnh mạch gan cũng có cục máu mới. Chỉ trong vài tiếng đồng hồ, men gan của Porn tăng nhanh lên trên mức hai ngàn và chức năng thận tụt giảm so với kết quả bên phòng khám ngoại trú.

Mọi việc xảy ra chỉ trong vài giờ.

Tôi gọi thẳng cho vợ Porn nhưng không liên hệ được. Tôi đành phải gọi lòng vòng, cuối cùng cũng tìm được nhà hàng Thái nơi vợ Porn làm việc.

"Xin lỗi chị Porn vì tôi gọi thẳng đến đây. Chị có biết chồng chị đang nhập viện không?"

"Tôi biết, chiều làm xong tôi sẽ ghé qua."

"Chị có thể đến bệnh viện ngay bây giờ không?"

"Chồng tôi bị sao hả bác sĩ?"

"Chúng tôi phải đặt ống thở cho chồng chị và có một vài dấu hiệu không tốt."

"Lần trước, mấy anh cũng đặt ống thở cho ổng mà, đâu có sao phải không bác sĩ?"

"Lần này khác chị à, tôi nghĩ chị nên đến bệnh viện ngay."

"Okay, để tôi chạy xong bàn này rồi đi."

Khi chị vợ đến nơi, Porn vẫn mê man bên máy thở. Trên người Porn bắt đầu có dấu hiệu xuất huyết dưới da. Chỉ trong vài giờ ở ICU, các đốm nhỏ nhạt màu bên phòng khám ngoại trú đã chuyển thành các đốm to đậm màu hơn. Porn được cho chạy thận nhân tạo vì thận anh giờ đã ngưng hoạt động.

Vợ Porn khóc nức nở. Chị tưởng lần này sẽ như những lần trước. Chúng tôi giải thích cho chị các cơ quan của Porn đang bắt đầu ngưng hoạt động và các chỉ số sinh tồn ngày càng tệ. Tối đó, vợ Porn ngủ lại ICU.

Hôm sau, các chỉ số vẫn không cải thiện. Porn vẫn phải thở máy sâu, ít phản xạ thần kinh khi bác sĩ đến thăm khám. Hy vọng Porn có thể phục hồi như lần trước ngày càng mong manh.

Những ngày kế tiếp, Porn không khá hơn mà còn tệ đi. Cả người anh giờ đây sưng phù do gan không còn hoạt động. Mắt anh nhắm nghiền, phản xạ yếu ớt với ánh đèn pin khi khám. Cả vùng da dưới chân và hai bên đùi sưng đỏ gần hết do xuất huyết dưới da ngày càng nhiều.

Mặt Porn sưng phù đến mức không còn nhận ra và hai bên má xuất hiện nhiều đốm li ti. Huyết áp Porn không ổn định, tụt xuống nhiều lần và bác sĩ phải dùng thuốc vận mạch để giữ huyết áp ổn định.

Giờ đây, Porn sống hoàn toàn dựa vào máy thở, máy chạy thận nhân tạo cùng dòng thuốc vận mạch giữ huyết áp và nhịp tim bơm đẩy oxygen chạy khắp người qua những mạch máu yếu ớt. Kết quả xét nghiệm và khám lâm sàng cũng cho thấy Porn đang trong tình trạng vừa bị đông máu li ti vừa bị chảy máu do thấp tiểu cầu.

Vợ Porn phải nghỉ làm để vào ICU chăm sóc chồng. Cô dẫn theo đứa con gái cùng ngồi hàng giờ bên giường bệnh và cầu nguyện phép mầu xảy ra. Cô còn mang theo pho tượng Phật với bức hình vua Thái để trên đầu giường của Porn.

Sáng hôm đó, khi vào thăm Porn, nhìn bức hình vua Thái, tôi chợt nhớ lần trước Porn có nói với tôi:

"Tôi mệt rồi bác sĩ à."

Lần này, tôi đồng ý. Nhìn gương mặt sưng phù, lấm tấm các đốt đỏ xuất huyết và miệng ngậm ống thở của Porn, tôi biết Porn mệt rồi.

Đến ngày thứ mười Porn vào ICU, cũng là lần vào ICU dài nhất từ trước đến giờ, các chỉ số sinh tồn vẫn không thay đổi. Não Porn không phản xạ thở khi chúng tôi cố gắng giảm máy thở. Bác sĩ ở ICU giải thích cho vợ Porn các liệu pháp trị liệu bây giờ có vẻ đều không hiệu quả. Hướng đi sắp tới là chăm sóc giảm nhẹ bằng cách rút ống thở hay đặt ống thở ngoài thanh quản nếu Porn còn có thể chịu được. Chúng tôi định sẽ bàn với vợ Porn về những lựa chọn này trong vài ngày tới.

"Chồng tôi mệt rồi bác sĩ à!" Vợ Porn nói khi gặp tôi. "Gia đình quyết định sẽ rút ống thở cho anh ấy."

Đây là một quyết định vô cùng khó khăn đối với vợ Porn, cũng như nhiều bệnh nhân hay người nhà khác. Từ lâu, cô đã biết tình trạng bệnh của chồng mình như thế nào và trước sau gì thì cái ngày cô lo sợ là Porn phải ra đi cũng sẽ đến.

Tôi gặp nhiều trường hợp gia đình tranh cãi có nên rút ống thở của người thân hay không. Nhưng đa số trường hợp thảo luận về việc này là từ phía bác sĩ, thường sau khi bác sĩ đã theo dõi bệnh nhân một thời gian và thấy không có khả năng hồi phục. Với trường hợp nằm ICU lâu như Porn, việc thiếu oxy lên não hay não từng bị tổn thương sẽ càng khiến việc hồi phục khó khăn hơn.

Tuy vậy, tôi hơi ngạc nhiên khi vợ Porn đề cập đến việc rút ống thở cho chồng trước khi bác sĩ đưa ra gợi ý này.

"Vì sao cô nghĩ vậy?"

"Bác sĩ không cần nói tôi cũng thấy. Lần vào ICU này khác hoàn toàn với những lần trước. Chồng tôi nằm đó mười ngày mà toàn thân sưng vù, không hề bớt, lại còn không mở mắt, không nói chuyện với mẹ con tôi. Tôi biết ảnh đau lắm. Tôi không cầm lòng được khi thấy chồng tôi đau đớn như vậy."

Nói đến đây cô vợ bật khóc.

"Tôi thấy mình có lỗi quá vì không lo lắng cho Porn. Hôm đó, ảnh đi khám bệnh, có nói với tôi là bị nhức đầu nên không nhớ mình có uống thuốc chống đông máu chưa. Tôi nghĩ là ảnh sắp đi gặp bác sĩ nên chắc sẽ không sao."

Tôi im lặng nghe. Cô vợ ngưng một lát rồi nói tiếp: "Chồng tôi vào bệnh viện nhiều lần, vào ICU cũng nhiều lần, mà lần nào cũng hồi phục nên tôi nghĩ lần này cũng vậy. Ai ngờ đâu lần này nặng quá."

Với những bệnh nhân nặng như Porn, mỗi lần vào bệnh viện là mỗi lần chúng tôi phải cố gắng để giành giật sự sống của anh từ tay tử thần. Nhưng không phải lần nào cũng thành công. Sau nhiều lần vào ICU, có lẽ bệnh nhân nào rồi cũng sẽ mệt mỏi vì cơ thể không còn đủ sức để phục hồi. Hội chứng máu đông của Porn là một bệnh tự miễn hiếm nhưng có biến chứng rất rộng, chủ yếu liên quan đến đông máu hay chảy máu. Người mắc phải căn bệnh này, ngoài bị đột quỵ còn có thể có những cục máu đông li ti trong não, trong dây thần kinh, trong các cơ bắp, nên có rất nhiều triệu chứng khác nhau.

“Tuần trước tự nhiên chồng tôi nói muốn gặp nhà vua Thái.”

“Vâng, Porn cũng có nói tôi nghe.”

Tôi rùng mình nhớ lại câu nói của Porn trong lần khám trước.

“Vậy thì chồng tôi thật sự muốn đi rồi bác sĩ à. Tối qua tôi nằm mơ thấy ảnh nói là ảnh mệt lắm. Bởi vậy, tôi đã bàn với gia đình chuyện rút ống thở nếu ảnh không thể hồi phục.”

Tôi và cô vợ cùng bàn với bác sĩ ICU lần nữa. Chúng tôi xem lại ảnh chụp não MRI gần đây nhất, cho thấy các tổn thương não giờ càng trầm trọng hơn, và các phản xạ não lâm sàng giờ đây không còn. Bác sĩ chuyên khoa thần kinh cũng xác định não Porn giờ đây tổn thương khá nặng.

Chiều hôm đó, chúng tôi rút ống thở cho Porn.

Vợ Porn dẫn theo một sư thầy người Thái đến đọc kinh cầu nguyện. Khi ống thở vừa rút ra, Porn thở ra thêm mấy cái rồi tắt hẳn. Porn ra đi thanh thản như chiếc lá thu vừa đáp xuống mặt đất.

...

Một buổi tối, tôi ghé đến một nhà hàng Thái để dùng món Pad Thái. Đối diện bàn ăn là hình vua Thái Bhumibol đang mỉm cười nhìn tôi. Tôi thầm hỏi "Thưa Ngài, Porn đã về bên đó chưa?"

Hãy để má con đi

Ông Wong thẫn thờ nhìn màn hình điện tâm đồ lên xuống đều đặn. Mắt ông liếc xuống đôi mắt nhắm nghiền, miệng ngậm ống, hơi thở lên xuống theo nhịp máy thở của bà vợ.

Bà Wong trông trẻ hơn so với tuổi sáu mươi, không mập, không cao huyết áp, không cao mỡ, không tiểu đường. So với nhiều phụ nữ gốc Hoa ở xứ Hợp Chúng Quốc này, bà trông trẻ và khỏe hơn nhiều.

Tối hôm trước, bà vẫn còn cười nói cùng ông Wong trong tiệc mừng cô con gái Stephanie mới có con nhỏ. Bất thình lình, bà nôn ra máu trong bữa ăn. Cả nhà hốt hoảng gọi cấp cứu 911. Ông Wong mặt tái mét, vội đỡ bà nằm xuống một bên như hồi xưa ông từng được huấn luyện trong mấy khóa cấp cứu để giữ đường thở. Bà thở hổn hển và hơi thở yếu dần đi. Ông Wong luýnh quýnh không biết làm gì kế tiếp chỉ biết lay lay vai vợ mong bà tỉnh dậy. Trong lúc đó, hơi thở khò khè của bà nặng thêm như có thứ gì đang đè trong ngực. Bàn tay bà để lên ngực, miệng ú ớ như muốn nói gì.

Mười hai phút sau, xe cấp cứu đến. Nhân viên cấp cứu liên tục xoa bóp lồng ngực làm hô hấp nhân tạo hơn mười phút. Ông Wong có cảm giác thời gian như đặc lại. Ông nín thở, đếm mỗi giây trôi qua, mắt nhắm nghiền, miệng lẩm bẩm cầu Trời Phật. Sau hơn năm vòng hô hấp nhân tạo và dùng thuốc, nhịp tim của bà Wong đã có lại.

Bà Wong được chuyển vào bệnh viện trong tình trạng hôn mê. Dù việc hô hấp nhân tạo đã lấy lại nhịp tim, phổi, nhưng khi vào bệnh viện, qua ảnh chụp CT, các bác sĩ phát hiện rằng có xuất huyết trong phổi. Bà Wong phải tiếp tục đặt ống nội khí quản và chạy máy thở. Hình chụp cắt lớp não không cho thấy có tổn thương.

Gặp ông Wong, tôi giải thích về chọn lựa Code Status, nghĩa là ý nguyện điều trị của bà Wong khi bà còn tỉnh và chúng tôi nên làm gì nếu như những ngày tới tình hình của bà Wong không tiến triển.

Vấn đề khó nhất của bác sĩ khi bệnh nhân vào ICU là thảo luận với bệnh nhân và gia đình về những chuyển biến xấu nhất có thể xảy ra, bao gồm tử vong hay vĩnh viễn không thể hồi phục như trường hợp bị đột quỵ. Không phải bệnh nhân nào vào ICU cũng sẽ phục hồi tốt, nên việc đầu tiên bác sĩ cần làm là thảo luận về tiên lượng bệnh.

Đa số gia đình có người thân vào ICU đều có linh tính chẳng lành, vì bệnh nhân thường mang bệnh nặng trước khi nhập viện. Tuy nhiên, trường hợp bệnh nhân đang khỏe mà nhập viện thẳng vào ICU như bà Wong thật khó nói về tiên lượng.

Ông Wong nhấn mạnh:

"Xin bác sĩ cứ làm hết mọi cách để cứu sống vợ tôi, dù chạy máy hay dùng thuốc gì, xin các bác sĩ cứ dùng hết mọi cách. Tôi sẽ không bỏ cuộc."

Tôi siết chặt tay ông nói:

"Chúng tôi cũng sẽ không bỏ cuộc."

Ngày thứ ba trong ICU, hình chụp cắt lớp cho thấy não bà bắt đầu có dấu hiệu sưng phù mô não. Bà Wong vẫn hôn mê. Các phản xạ của bà rất yếu.

Hơn ba mươi năm chung sống chia bùi sẻ ngọt cùng ông, giờ bà chỉ nằm đó, không nói một lời nào. Ông Wong lặng lẽ lau mình và thay đồ cho vợ mỗi ngày. Ông dành phần chăm sóc cho bà thay vì để y tá làm.

Mỗi ngày, chúng tôi cập nhật liên tục cho gia đình và giải thích tiên lượng bệnh của bà sẽ không có tiến triển tốt. Cô con gái, vốn là điều dưỡng, đã lục tung hết mọi thông tin trên Internet, trên trang UpToDate chuyên hướng dẫn các phác đồ điều trị mới nhất và tạp chí y khoa uy tín nhất thế giới NEJM để xem có ca bệnh nào tương tự như mẹ cô. Bà Wong được chẩn đoán mắc bệnh xuất huyết phổi do hệ miễn dịch tấn công tế bào phổi gây ra sưng mạch máu và xuất huyết. Đây là một dạng bệnh viêm mạch máu tự miễn - Granulomatosis Polyangiitis. Bà được tiêm hầu hết các loại thuốc để kiểm soát hệ miễn dịch, kể cả hóa trị loại nặng và các thuốc trợ lực vận mạch, cùng nhiều loại trụ sinh mạnh nhất.

Chúng tôi cho Stephanie xem các tài liệu cập nhật, các báo cáo ca bệnh và phác đồ điều trị khác. Chúng tôi cũng gọi điện xin ý kiến tư vấn từ các bệnh viện hàng đầu ở bờ Đông Hoa Kỳ. Tất cả đều nói chúng tôi đã dùng phác đồ điều trị cập nhật nhất.

Dẫu vậy, mọi nỗ lực của chúng tôi không mang đến bất kỳ tiến triển nào. Bà Wong vẫn hôn mê và kết quả thăm khám hằng ngày vẫn không thay đổi.

Đến ngày thứ năm, phổi của bà bắt đầu tích nước, chúng tôi đề nghị chọc lấy nước. Sau lần đầu lấy nước ở phổi, hơi thở của bà Wong có vẻ đã khá hơn, tỉ lệ oxy bơm vào phổi có giảm đi từ 100% còn 60%.

Ông Wong bắt đầu có chút hy vọng: "Tôi thấy bà ấy đỡ rồi đó. Hình như vợ tôi tỉnh hơn. Bác sĩ có thấy vậy không?"

Tôi không nói gì vì kinh nghiệm cho thấy bệnh nhân ở ICU có thể trở nặng bất kỳ lúc nào và dùng các con số để tiên lượng bệnh là điều rất khó. Người thân thường hay nhìn vào các con số tốt hơn để mong bệnh nhân sẽ đỡ hơn.

Đến ngày thứ bảy, chỉ số oxygen giảm xuống còn 40%. Bà Wong bắt đầu có phản xạ đau. Ông Wong mừng lắm. Ông gần như chuyển vào ở hẳn trong bệnh viện, từ sáng sớm đến tối mịt mới về. Ông còn mang theo một tượng Phật nhỏ và chuỗi hạt trai để bên cạnh bà cầu nguyện.

"Bác sĩ ơi, giờ tôi nói chuyện thì vợ tôi có nghe được không? Tôi thấy bả nằm hôn mê cả tuần nay."

"Dạ, bác cứ nói cho bác gái nghe y như bác gái đang nằm bình thường vậy."

"Tôi lo quá bác sĩ ơi, tôi sợ không có cơ hội nói cho bả biết."

"Dạ, bác cứ nói nhé, con xin phép đi ra ngoài."

Tôi bước ra ngoài, khép cửa lại.

Ngày thứ mười, buổi sáng tôi vào nhận giao ban liền nghe bác sĩ thực tập nói bà Wong hiện giờ cần đến oxygen 100% vì tụt oxy trong máu. Tôi giật mình liếc nhìn các chỉ số xét nghiệm lab và các chẩn đoán hình ảnh. Các chỉ số khác vẫn không hề thay đổi. Phổi bà Wong lại bị tích nước lần hai, lần này có thể thêm máu tụ bên phải. Chúng tôi đề nghị đút ống để rút nước trong phổi ra. Ông Wong suy nghĩ một lát rồi đồng ý. Mới có hơn mười ngày mà nhìn ông tiều tụy đi nhiều, hai má hóp lại, cái trán hói như đường băng sân bay đang được mở rộng về hai phía thái dương. Cặp mắt ông đỏ ngầu vì thiếu ngủ.

Ngày thứ mười một, phổi bà Wong có vẻ khá hơn. Oxygen bơm vào chỉ còn khoảng 70%. Chúng tôi tiếp tục dùng thuốc Steroid, vận mạch để giữ huyết áp, trụ sinh và kháng nấm.

Đến ngày thứ hai mươi, các chỉ số sinh tồn và phản xạ của bà vẫn như cũ. Da bà bắt đầu căng ra và bọng nước.

Ông Wong mang thêm sách vào đọc cho bà nghe.

Một lần, ông hỏi tôi:

"Bác sĩ có chắc vợ tôi nghe được không?"

"Bác cứ nói, con nghĩ bác gái cảm nhận được?"

Đột nhiên, ông nắm lấy tay tôi siết mạnh.

"Tôi nói rồi, nhưng bả không trả lời bác sĩ ơi", giọng ông run run như muốn khóc.

Tôi im lặng vì không biết nên nói gì vào lúc này.

"Bác sĩ biết không, hai vợ chồng chúng tôi từ Trung Quốc qua đây hơn ba mươi năm rồi mà chưa về Quảng Châu lần nào. Vợ tôi cứ muốn về thăm quê mà tôi không cho vì thấy bất tiện."

"Vâng, con hiểu", tôi gật đầu.

"Tháng trước, vợ tôi cứ nằng nặc đòi về. Bả nói chỉ cần một lần về quê thăm bà con là vui rồi. Tôi thương bả quá nên đã lén đặt hai tấm vé máy bay cho hai vợ chồng đi trong tháng này. Tôi định sau bữa ăn tối hôm đó sẽ bất ngờ tặng bả cặp vé. Vậy mà bả im luôn đến giờ..."

Vừa nói ông vừa lấy ra hai tấm vé máy bay đã hơi nhàu trên đầu giường đưa tôi xem. Tôi liếc nhìn ngày bay, chính là hôm nay.

Buổi chiều, bà Wong có dấu hiệu khó thở hơn. Phổi bà lại tích nước. Tôi báo cho ông Wong và gia đình biết. Chúng tôi đề nghị chọc lấy nước trong phổi lần ba. Hình chụp cắt lớp não cho thấy phần mô sưng phù nay còn sưng phù thêm so với tuần trước.

Đột nhiên, ông Wong lên tiếng:

"Hãy để má con đi...."

Stephanie nhìn ông lưỡng lự. Ông Wong nắm chặt tay bà nói: "Anh sẽ không để em đau nữa."

Mắt ông ráo hoảnh nhìn tôi: "Bác sĩ làm sao cho vợ tôi đừng đau nữa, tôi biết bà ấy đau lắm."

Tôi bàn với ông về chăm sóc giảm nhẹ và sẽ rút ống thở nếu như gia đình không muốn tiếp tục các phương án chữa trị hiện tại.

“Hai tuần nay, hôm nào tôi cũng kể cho vợ nghe là tôi đã mua vé máy bay về Trung Quốc mà không thấy bả nói gì. Sáng nay, tôi cũng có nói với vợ là tôi đã mua vé về Quảng Châu. Tôi nói là nếu bà nghe được thì nói tôi biết.”

“Sáng nay, tôi cảm thấy bà ấy có siết nhẹ tay tôi, ý bả nói là đã nghe được.” Ông vừa nói vừa khóc. “Vậy là đủ rồi bác sĩ à.”

Sáng hôm sau, cả nhà ông Wong có mặt tại ICU. Ông cũng mời thêm sư thầy ở chùa mà bà Wong hay đến cầu nguyện. Chuẩn bị xong mọi thứ, chúng tôi rút ống thở. Bà Wong ra đi nhẹ nhàng, trên tay bà cầm tấm vé máy bay về Quảng Châu.

Sợ phiền!

"Bác sĩ làm ơn đừng gọi cho con tôi biết là tôi bị té...." Bà Nam khẩn khoản khi nghe bác sĩ đề nghị gọi điện thông báo cho gia đình.

"Nhưng hiện tại bác gái với bác trai đều lớn tuổi và đây là lần thứ hai bác gái té ở nhà. Con nghĩ mấy người con của bác nên biết để cùng lo cho bác."

Bác sĩ Melissa Mai cố gắng giải thích thật chậm bằng tiếng Việt lơ lớ của mình.

Bà Nam không nói gì thêm, chợt sụt sùi khóc. Melissa hoảng hốt, không hiểu vì sao đang lúc khám bệnh mà bà Nam khóc. Cô với tay lấy hộp khăn giấy đưa cho bà.

Ngồi bên cạnh, ông Tư, chồng bà Nam, cầm tay vợ lay nhẹ rồi thở dài nhìn ra ngoài. Hai lỗ tai của ông dạo này bị lãng, nên không nghe rõ vợ ông và bác sĩ Mai nói gì, chỉ thấy vợ mình khóc nên ông có phần lo lắng.

Một lát sau, bà Nam cầm khăn giấy lau nước mắt rồi chậm rãi nói: "Tôi già rồi bác sĩ à, hai vợ chồng tôi không muốn làm phiền con cái."

Khám xong hai ông bà lặng lẽ dắt tay nhau ra khỏi phòng. Nhìn bóng ông bà lủi thủi đẩy cửa đi ra ngoài, Melissa thấy nao nao trong lòng.

*

Cách đây hai hôm, bà Nam bị té lần thứ hai khi đang đi lại trong nhà. Bà đập đầu vào tủ lạnh rồi ngã người xuống sàn gỗ, nằm đó đau đớn. Ông Tư lúc đó đang nằm xem tivi vặn lớn tiếng, lại bị lãng tai nên không biết vợ mình vừa bị té. Một lát sau không thấy bà ra phòng khách, ông đứng lên tìm mới biết vợ mình té nằm một chỗ. Ông hốt hoảng gọi 911. Nhân viên cấp cứu đưa bà vào bệnh viện chụp CT đầu, cổ, kiểm tra tim phổi, điện tâm đồ và kết luận là không phải đột quỵ hay truỵ tim làm bà té ngã. Hình chụp cho thấy bà không bị gãy xương hay xuất huyết não. Bác sĩ kết luận có lẽ do chân yếu và dáng đi không vững nên bà bị vấp, dẫn đến té ngã.

Sau khi xuất viện, hôm nay bà quay lại khám theo dõi với bác sĩ gia đình. Đáng chú ý, đây là lần thứ hai bà bị té trong nhà. Lần trước là cách đây ba tháng. Ngoài rủi ro té ngã, bà Nam còn bị nhiều bệnh mạn tính hay gặp ở người lớn tuổi như loãng xương, cao huyết áp, tiểu đường, cao mỡ và cườm mắt.

Melassi thở dài, đóng hồ sơ, nghĩ về những ngày tháng khó khăn sắp đến của hai ông bà mà lo âu.

Ngoài bãi đậu xe, ông Tư dò dẫm bật máy chiếc Honda Accord, nhìn trước nhìn sau rồi mới lui xe ra. Ở tuổi bảy mươi ba, mắt ông Tư ngày càng kém. Ông không còn nhìn rõ cảnh vật xung quanh và phản xạ lái xe cũng kém đi. Ngồi bên cạnh, bà Nam cũng phụ chồng quan sát xe hai bên. Cặp vợ chồng già như một đội cùng phối hợp để có thể về đến căn nhà nhỏ ở phía Nam Los Angeles.

“Khi nào con Nancy gọi điện hỏi thăm thì ông nhớ đừng cho nó biết là tui bị té.”

“Bà nói gì?”, ông Tư vừa lái xe vừa quát lớn. Ông bị lãng tai, lại đang lái xe có tiếng máy ồn nên không nghe rõ.

“Tui nói là ông đừng nói Nancy hay thằng Andy biết là tui bị té”, bà Nam la to, hơi chồm người về phía ông Tư.

Ông Tư gật gù ra hiệu đã hiểu. Mấy năm nay, chứng lãng tai làm sinh hoạt của cả hai vợ chồng khổ sở hơn xưa. Bác sĩ chẩn đoán ông Tư bị lãng tai do tuổi tác, đề nghị ông đeo máy trợ thính. Ông Tư lại không thích đeo cái máy đó vì nó bự, âm thanh lại ò è phải chỉnh lên xuống. Bị vợ cằn nhằn, ông Tư ráng đeo thêm vài hôm nhưng đành phải bỏ ra vì máy đeo cấn vào rìa lỗ tai khiến ông thêm đau nhức.

Không đeo máy trợ thính, ông Tư chọn giải pháp bật tivi lớn hơn và nói chuyện lớn hơn. Cũng vì chuyện lãng tai mà ông và con cái đôi co mấy lần.

Một năm trước, có hôm cuối tuần, cô con gái lớn Nancy dẫn cháu ngoại đến thăm hai vợ chồng. Nancy đã lấy chồng, ra ở riêng cách nhà ông bà Tư khoảng một giờ lái xe. Cô có hai con, đứa lớn mười một tuổi và đứa nhỏ sáu tuổi. Vợ chồng Nancy đều bận rộn đi làm cả ngày, thời gian còn lại tranh thủ chăm sóc con cái. Thỉnh thoảng Nancy mới dẫn hai cháu đến thăm ông bà ngoại.

Hôm cả gia đình vào nhà chào ông bà, Nancy hỏi: “Ba mẹ có muốn đi ăn cháo lòng không? Tụi con chở đi luôn, có tiệm này mới mở ngon lắm.”

"Hả, mày nói cái gì?" Ông Tư lên giọng.

Nancy hơi giật mình vì trước đây ba cô ít lên giọng với cô. "Con hỏi ba mẹ có muốn đi ăn với tụi con không?" Nancy lặp lại.

"Đi ăn gì?", ông Tư lại lên giọng.

"Ba mày lúc này điếc nặng rồi. Bác sĩ nói đeo máy trợ thính mà ổng không chịu đeo", bà Nam chen vào giải thích.

"Sao ba không đeo máy?", đến lượt Nancy la to vào tai ông Tư.

"Tao không thích đeo. Đeo vào ù tai quá", ông Tư nói.

Lúc đó, Tiffany, cô con gái nhỏ của Nancy, chạy đến ngồi gần ông Tư.

"Ông ngoại ơi, con mèo nhà ông ngoại đâu rồi?", Tiffany hỏi vì nhà ông bà Tư có con mèo đen hay quanh quẩn trong nhà.

"Con nói cái gì?", ông Tư lớn tiếng hỏi.

Tiffany giật mình, không hiểu sao ông Tư lớn tiếng. Mặt cô bé đang vui thì méo xẹo, nhỏ giọng hỏi:

"Con mèo nhà ông... đâu rồi?"

Đến lượt ông Tư bực, sáng giờ cả Nancy và Tiffany đều nói chuyện gì mà ông nghe không rõ.

"Mày nói lớn chút, tao nghe không được."

Tiffany thấy ông Tư lên giọng, sợ quá, bèn đứng lên, chạy vội ra sau lưng Nancy, mếu máo tưởng rằng ông Tư đang la mắng nó.

“Ba, ba nói nhỏ lại. Cháu ngoại sợ ba đấy”, Nancy liền lên giọng.

Ông Tư hiểu ra, thấy mình vì bị lãng tai mà la to như vậy cũng có phần hơi quá.

“Ông đi thay đồ để đi ăn với con cháu”, bà Nam nói to vào tai ông.

“Thôi tui không ăn. Nói chuyện mà không ai nghe được bực mình quá”, ông Tư nói xong bỏ vào phòng.

Thế là bữa cháo lòng Nancy dự định dẫn cả nhà đi ăn bị hủy vì bệnh lãng tai của ông Tư.

Sau lần đó, ông nghe lời bà Nam đeo lại máy trợ thính, nhưng cái máy to quá, cấn vào lỗ tai lúc ông nằm nghiêng một bên khiến ông đau điếng. Ông Tư bực dọc, giựt cái máy ra, quăng vào góc giường.

Lần khác, Andy, người con trai lớn chở hai ông bà đi khám bác sĩ. Thông thường, ông Tư sẽ chở vợ đi khám bác sĩ. Hôm đó chẳng may ông bị đau bụng râm ran mấy hôm. Hai vợ chồng gọi điện hỏi xem Nancy hay Andy có rảnh để chở ông bà đi khám không.

“Mẹ đi bác sĩ thứ ba hả? Con đi làm cả ngày, còn phải đưa đón hai đứa nhỏ đi học. Mẹ gọi anh hai thử xem?”, Nancy nói khi bà Nam ngỏ lời.

Bà từng nuôi hai đứa con nên hiểu Nancy đang vất vả thế nào. Thế là Andy phải xin nghỉ làm hôm thứ ba để đưa hai ông bà đi khám bác sĩ.

Vào phòng khám, y tá hỏi ông Tư câu gì, Andy cũng phải lặp lại, hét to vào tai ông.

“Bác có kiểm tra huyết áp ở nhà không?”, y tá hỏi.

“Cái gì?”

“Ba có kiểm tra huyết áp ở nhà không?” Andy lặp lại.

Bà Nam đi chung, thấy rõ con trai mình khó chịu thế nào khi cứ nhăn mặt la hét vào tai ông Tư. Chính bà đôi khi cũng thấy ngượng khi phải la to vào tai ông lúc đi chợ mua đồ.

Vào phòng chờ bác sĩ, Andy bực bội lấy điện thoại ra lướt Facebook, rồi quay sang gằn giọng hỏi ông Tư:

“Sao ba không chịu đeo cái máy trợ thính, để mọi người cứ phải nói chuyện lớn tiếng?”

Ông Tư cũng cảm thấy mình đang làm khổ mọi người. Ông bị đau bụng âm ỉ mấy năm nay, lần này nặng hơn nên cực chẳng đã phải nhờ con chở đi. Ông Tư im lặng nghe con trai mình gắt gỏng, cơn đau bụng đang hành hạ ông xem ra không bằng cơn đau lòng bắt đầu trỗi dậy.

Ông còn nhớ hồi mới qua Mỹ chở Andy và Nancy đi khám nhi khoa, hai vợ chồng lúc đó mới biết lái xe, chỉ nói bập bẹ vài câu tiếng Anh, nên đi đâu khám bệnh cũng phải nhờ thông dịch viên. Ông bà còn lần mò tìm đường đến văn phòng chính phủ để xin sữa, tã và bảo hiểm cho con. Họ không một lời than vãn, ngược lại, còn thấy hạnh phúc. Giờ đây, hai đứa con đều lớn mà nhờ đứa nào cũng khó khăn. Ông càng nghĩ, càng thấy bạn bè mình nói đúng:

Cha mẹ nuôi con, trông mong từng tháng
Con nuôi cha mẹ, tính toán từng ngày.

Thật vậy, cha mẹ nuôi con không bao giờ tính toán, chỉ mong ngóng con lớn khôn mỗi ngày, trong khi con cái nuôi lại cha mẹ thì thường tính toán. Ông bạn già của ông Tư kết luận như vậy.

Khi bác sĩ tiêu hóa vào khám bệnh, Andy phải lặp lại từng câu hỏi của bác sĩ.

"Bác có đi cầu ra máu không?", bác sĩ hỏi.

"Bác sĩ hỏi ba có đi cầu ra máu không?", Andy hét vào lỗ tai ông Tư.

"Tao nghe được", ông Tư nói nhỏ.

Bác sĩ đề nghị ông Tư chụp hình CT bụng và lấy hẹn sau khi chụp xong. Bà Nam ngồi bên cạnh, quan sát thấy sự chán chường và bực bội của Andy khi phải đi chung và cứ phải la hét như vậy, bà càng thương chồng mình hơn.

Về sau, ông Tư quyết không đeo máy trợ thính. Ông cố tình tránh gặp nhiều người, hạn chế ra ngoài vì sợ bị chê cười là đã già, lại còn lãng tai. Ông cũng ít nói chuyện với vợ, chỉ hay bật tivi xem hình, vặn to âm thanh trong phòng lúc một mình. Sau lần ông Tư vô tình lớn tiếng với cháu gái, Nancy cũng ít đưa hai con đến thăm ông bà hơn.

Ông bà Tư qua California từ đầu những năm chín mươi. Cuộc sống di cư ban đầu rất vất vả. Lúc đó, Nancy và Andy mới chập chững học tiếng Anh, hai vợ chồng phải thay phiên đi làm từ sáng đến tối để trang trải tiền nhà, tiền chợ và tiền gửi về Việt Nam. Thời gian cặp vợ chồng trẻ dành cho hai đứa con nhỏ không nhiều, nên Andy và Nancy lớn lên ít giao tiếp tiếng Việt với ba mẹ.

Khi hai con bắt đầu vào đại học, bà Nam mắc bệnh tiểu đường. Từ đó, ông Tư giảm giờ làm để dành thời gian chở vợ đi khám bệnh. Sau này, bà Nam mắc thêm các bệnh khác như cao huyết áp, đau lưng, cao mỡ và loãng xương, ông Tư tiếp tục làm tài xế chở vợ đi khắp nơi, gặp đủ bác sĩ chuyên khoa. Trong mắt hai con, ông Tư vẫn là người đàn ông khỏe mạnh, là trụ cột gia đình chăm sóc vợ con.

Những năm gần đây, sức khỏe ông Tư dần suy yếu, bắt đầu từ những cơn đau lưng lúc nửa đêm khiến ông mất ngủ, phải nằm lăn qua lăn lại đến sáng. Thiếu ngủ nên ông mệt mỏi kinh niên.

Tuy bệnh nhưng cả hai vợ chồng đều không nói với con cái vì sợ phiền. Chúng vừa tốt nghiệp đại học, còn đang vất vả đi làm.

Mỗi ngày trôi qua, ông Tư thấy rõ tuổi già là một gánh nặng cho con cháu. May là hai ông bà ở nhà thuê, có chính phủ hỗ trợ tiền nhà, còn cấp chi tiêu hằng tháng nên không cần ngửa tay xin tiền con cái. Hai đứa con tuy đã có gia đình, nhưng đi làm bận rộn cả ngày và lo cho gia đình riêng, đâu còn thời gian để lo cho ông bà nữa. Ông ngẫm nghĩ nếu nhờ con cái chắc còn khó hơn.

Bà Nam vợ ông dạo này càng yếu hơn trước. Hôm nọ, bà bị trúng thực, tiêu chảy năm lần một ngày. Bà đi nhanh quá, đến nỗi không kịp vào nhà vệ sinh nên dính phân vào quần. Do mất nước, bà mệt mỏi nằm trên giường mấy ngày. Khi bệnh đỡ hơn, cả người bà bốc mùi. Ông Tư thấy vậy bèn dìu vợ vào nhà tắm rồi tắm rửa, thay đồ cho bà. Khổ nỗi mắt ông mờ nên không lau hết đám xà bông trên đầu bà. Đến lúc mặc đồ lại, tóc bà Nam vẫn còn dính xà bông. Nhìn vào gương thấy đám bọt trắng trên đầu, bà Nam thấy ấm lòng. Bà chẳng những không giận ông lơ đãng mà còn thấy chồng mình thật dễ thương. Sống với nhau hơn bốn mươi năm, bà Nam thấy ông vẫn lo cho bà như ngày nào. Bà thầm cảm ơn trời đất đã cho bà gặp được người đàn ông đồng cam cộng khổ.

Nhưng bà cũng nhanh chóng nhận ra tuổi già với những căn bệnh mạn tính đang là gánh nặng cho ông. Ngược lại, ông cũng thấy chứng điếc tai của mình đang ngày càng làm khổ bà.

"Ông nè, tụi mình già nên có đủ thứ bệnh hết. Tôi muốn dù bệnh thế nào cũng không được làm phiền tụi nhỏ nhe ông", bà Nam ráng la vào tai ông Tư.

"Tụi nó cũng có con cái cực khổ như mình."

Ông gật đầu, không biết những ngày khó khăn sắp tới, ai sẽ lo cho bà nếu như ông có chuyện gì. Ông cũng nghĩ đến chuyện vào nhà dưỡng lão nhưng lại không biết mình có đủ tiêu chuẩn hay đủ tiền không. Ông sợ vào đó sẽ chết sớm vì buồn chán. Hai ông bà có một lần vào thăm một người bạn già ở viện dưỡng lão. Cả ngày, người bạn già cô đơn ở một mình trong căn phòng nhỏ, không bạn bè, chỉ biết ngồi xem tivi cả ngày, thỉnh thoảng con cháu ghé qua mang đến niềm vui trong phút chốc.

Hai ông bà từ đó ngày càng dựa vào nhau hơn, từ chuyện nấu ăn, đi chợ, đến lái xe. Cả hai quyết không dựa vào người khác.

Một buổi sáng cuối tuần, bà Nam đi ra sân sau để tỉa cây. Bà có thú vui là cắt tỉa những cành con để tạo dáng cây cảnh. Trận mưa hôm trước làm mặt sân trơn trượt nhưng bà không nhìn thấy. Bà cố lách người để cắt một nhánh trên cao. Lúc nhón chân, nghiêng người, không may bà bị mất thăng bằng, ngã sõng soài ra sân.

Bà Nam có cảm giác hông mình đau kinh khủng, đến mức muốn lịm đi. Bà ráng lấy hết sức gọi: "Ông ơi..."

May là ông Tư cũng đang ở sân sau, chợt nghe vợ kêu oai oái, ông liền chạy vội tới. Ông hoảng người khi thấy vợ ông nằm trên sân, chân phải co lại, gập hẳn vào trong. Ông lay lay người bà: "Bà ơi, bà có sao không?"

Ông luống cuống kéo bà dậy nhưng khi đụng vào chân phải bà thì bà la lên: "Đau quá, đau quá ông ơi...."

Ông Tư không biết phải làm gì, vội chạy vào nhà, lấy điện thoại run rẩy bấm 911. Đầu dây bên kia có một giọng nói cất lên. Ông gấp gáp:

"My wife, my wife... fall at home, very very pain..." (Vợ tôi, vợ tôi... bị ngã ở nhà, rất đau...).

Một lát sau, nhân viên cấp cứu đã có mặt tại nhà ông Tư. Họ lập tức băng kẹp đùi phải bà Nam, nghi ngờ bị gãy xương. Vào bệnh viện, kết quả chụp XR cho thấy xương đùi phải của bà Nam bị gãy, một phần do bệnh loãng xương, một phần do ngoại lực tác động vào đùi khi bà té.

Liu là bác sĩ chấn thương chỉnh hình ở phòng cấp cứu, đề nghị mổ khẩn cấp để nẹp xương đùi. Vết thương của bà lúc này cũng ổn định lại và bớt đau sau khi dùng thuốc giảm đau. Hai vợ chồng nhìn nhau, nước mắt cùng chảy ra. Bà Nam đồng ý mổ khẩn cấp để nẹp nối lại xương bị gãy.

"Ca mổ này có lâu không bác sĩ?"

Ông Tư lo lắng hỏi.

"Vài giờ đồng hồ, thưa ông", bác sĩ Liu trả lời.

"Vậy vợ tôi sau này có đi lại được không?"

"Tôi nghĩ khả năng phục hồi đi lại là cao, nếu bà tập vật lý trị liệu và tuân thủ theo điều trị phục hồi."

"Ông bà có muốn chúng tôi báo cho con cái biết không?", bác sĩ Liu hỏi.

Suy nghĩ một lát ông Tư nói: "Không bác sĩ à. Chỉ có hai vợ chồng tôi thôi."

"À, bác sĩ có thể báo cho bác sĩ gia đình của vợ tôi biết, là bác sĩ Melissa Mai."

Chiều hôm đó, ca mổ diễn ra thành công như dự kiến. Bà Nam được nẹp nối xương đùi phải bằng thanh sắt và kẹp ốc vít, sau đó được chuyển qua khoa ICU để tiếp tục phục hồi sức khỏe.

Sáng hôm sau, Melissa nhận được tin từ ICU là bà Nam vừa bị té, đã mổ khẩn cấp và đang nằm trong ICU. Cô lập tức gọi cho ông Tư.

"Bác gái có sao không bác?", Melissa biết là ông Tư bị lãng tai nên cô thét to qua điện thoại.

"May quá bác sĩ à, vợ tôi không sao. Ca mổ thành công rồi!", ông Tư áp sát điện thoại vào miệng, sang sảng nói.

*

Sáng nay thấy bà Nam tỉnh dậy nói cơn đau đã giảm nhiều, ông Tư nhẹ người hẳn. Ông chỉ lo bà có chuyện gì thì ông không biết sống làm sao.

"Bác có báo cho con cái biết không?", Melissa hỏi to.

"Không bác sĩ à. Chúng tôi không muốn tụi nó lo."

"Con nghĩ bác nên nói. Lần này bác gái đang nằm ICU. Thường thì con cái bác khoảng bao lâu gọi cho hai bác?", Melissa hỏi tiếp.

"Thôi bác sĩ à. Tôi nghe nói ở đây vài hôm sẽ được về. Thường là cuối tuần tụi nó sẽ gọi."

Melissa nhìn tờ lịch trên tường, hôm nay mới thứ ba, nghĩa là vài hôm nữa các con của hai bác mới gọi. Cúp máy, Melissa suy nghĩ hồi lâu. Thường khi bệnh nhân không có ý muốn báo người nhà về bệnh tình thì bác sĩ sẽ tôn trọng quyết định ấy. Trường hợp này, Melissa quyết định mở máy tính, tìm hồ sơ bà Nam và số điện thoại liên lạc trong trường hợp khẩn cấp là số của cô con gái Nancy.

Đắn đo một hồi, Melissa bấm máy gọi Nancy. Chuông reo bốn lần rồi chuyển sang chế độ hộp thư tự động, nghĩa là Nancy đang bận gì đó không thể bắt điện thoại. Melissa cúp máy rồi báo cô thư ký là mình có gọi điện cho Nancy, xong tiếp tục đi khám bệnh.

Gần trưa, cô thư ký văn phòng báo lại là có Nancy gọi lại. Melissa mừng quá, nói với cô thư ký nhắn Nancy đợi cô vài phút sẽ gọi lại ngay vì Melissa đang khám bệnh.

Một lát sau, Melissa gọi lại thì Nancy bắt máy ngay, Melissa liền hỏi: “Có phải là cô Nancy không?”

“Vâng tôi đây, lúc nãy tôi có thấy số điện thoại bị nhỡ. Tôi gọi lại thì nghe nói có bác sĩ Mai tìm tôi?”

“Tôi là Melissa Mai, là bác sĩ gia đình của bà Nam.”

“Má tôi có chuyện gì hả bác sĩ?”

Nancy hốt hoảng hỏi.

“À tôi gọi để hỏi thăm cô có cần chúng tôi giúp gì để chăm sóc cho mẹ cô không?”, Melissa bắt đầu câu chuyện.

“À ra vậy. Mẹ tôi thì vẫn khỏe. Tuần trước tôi có nói chuyện với bà. Chắc tuần này rảnh tôi sẽ xuống thăm”, Nancy nói.

“Thường thì ai cho bác gái uống thuốc vậy cô Nancy?”, Melissa hỏi.

“Ba tôi, nhưng dạo này ông ấy bị lãng tai nên tôi cũng không chắc lắm.”

“Mẹ cô mắc nhiều bệnh mạn tính, quan trọng nhất là phải uống thuốc đầy đủ, đúng giờ và đúng liều. Nếu uống sai có thể dẫn đến tác dụng phụ.”

“Ok tôi hiểu rồi. Để lát tôi gọi mẹ tôi xem. Cảm ơn bác sĩ nhé.”

Melissa thở phào sau khi nêu ra gợi ý Nancy gọi điện cho mẹ mình.

*

Trong lúc đó, ở phòng ICU hậu phẫu, ông Tư ngồi bên cạnh giường bà Nam, cần mẫn xoa bóp bàn chân phải của bà. Bỗng chuông điện thoại bà Nam reo vang.

"Nancy gọi ông ơi? Sao giờ này nó gọi nhỉ", bà Nam nhăn mặt, không biết có nên bắt điện thoại hay không. Ông Tư cũng băn khoăn, không biết có nên cho con mình biết là mẹ nó đang nằm ở ICU không.

Chuông điện thoại tắt. Bà Nam ngẩn ngơ chưa biết làm gì thì chuông reo lần nữa. Lần này bà bắt máy:

"A lô, Nancy hả con?"

"Dạ, mẹ ơi, con vừa nói chuyện với bác sĩ Melissa, bác sĩ gia đình của mẹ."

"Hả, bác sĩ của mẹ gọi con có chuyện gì?"

"Không có gì, chỉ hỏi con là mẹ uống thuốc có đúng giờ không?"

Bà Nam thở phào nhẹ nhõm. Bà định bụng sẽ giận Melissa vì hai ông bà đã quyết tâm không báo cho đứa con nào biết.

Bỗng tiếng bíp bíp từ máy đo oxy trên bảng điện tử vang lên. Thì ra lúc bà Nam nói chuyện vô tình đẩy đầu dò oxy ở ngón tay qua một bên nên máy không đo được nồng độ oxy trong máu liền phát ra tín hiệu báo động.

Đầu dây bên kia Nancy chợt la lên: "Mẹ, có chuyện gì vậy? Mẹ đang ở đâu?"

Đến lúc này thì bà Nam không giấu được nữa, bà bật khóc: "Mẹ đang ở bệnh viện."

"Bệnh viện nào vậy mẹ? Con đến liền..."

Nancy nói rồi cúp máy. Cô gọi điện báo Andy nhưng anh không bắt máy, cô liền để lại địa chỉ bệnh viện và số phòng ICU qua tin nhắn, rồi lập tức xin nghỉ làm đi thăm mẹ.

Hai vợ chồng hết sức ngạc nhiên, chỉ trong một giờ sau khi cúp máy, Nancy đã có mặt ở bệnh viện. Hai ông bà cứ lo sợ phiền hai đứa con, cứ sợ bệnh tình và sức khỏe của hai người sẽ ảnh hưởng đến cuộc sống các con, và quan trọng nhất là cứ ngỡ hai đứa con sẽ ít quan tâm.

Về phía Nancy, không hiểu sao khi nghe tiếng máy đo oxy kêu bíp bíp chói tai, cô chợt thấy lo lắng vô cùng. Cô nhận ra bấy lâu nay mình thật vô tâm, không theo dõi kỹ ba mẹ. Nancy cứ ngỡ ba mẹ mình luôn khỏe mạnh. Cô không ngờ bà Nam bị té gãy xương phải mổ, giờ đang nằm ICU.

Vừa vào đến ICU, Nancy đã thấy bà Nam nằm giữa phòng, chân và đùi quấn băng trắng, xung quanh là máy móc, dây nhợ truyền nước biển, thuốc trụ sinh và thuốc giảm đau. Cô chạy vội đến bên giường, nắm tay bà Nam, bật khóc vì lo lắng.

"Mẹ có sao không? Sao ba mẹ không gọi con?"

Bà Nam cũng rơi lệ. Bà không ngờ con gái thương bà quá, bỏ hết mọi thứ để chạy vào thăm bà.

"Mẹ sợ phiền tụi con. Ba mày thì điếc, mẹ thì bị té gãy xương, sợ phiền tụi mày."

"Đâu có phiền gì đâu mẹ."

Ông Tư thấy con gái như vậy cũng mủi lòng. Bấy lâu nay ông cứ nghĩ con cái chắc đã quên mình.

Một lát sau, Andy cũng đến khoa ICU. Anh vội xin về sớm để vào viện thăm mẹ. Tối đó, chồng Nancy dẫn hai cháu vào thăm bà Nam.

Có người nhà vào thăm, bà Nam thấy khỏe hẳn ra. Bà có cảm giác chiếc xương đùi gãy đang liền nhanh lại vì có tình thương của con cháu xung quanh.

"Bác sĩ Melissa không báo con biết là mẹ đang nằm ICU à?", bà Nam chợt hỏi.

"Dạ không, bác sĩ chỉ hỏi thăm mẹ và việc uống thuốc. À con hiểu rồi. Có phải ba mẹ không cho phép bác sĩ Melissa báo tin cho con biết mẹ bị gãy xương đang ở bệnh viện?"

Bà Nam mỉm cười gật đầu. Bà thấy quý bác sĩ Melissa hơn vì vẫn giữ chữ tín là bảo mật thông tin sức khỏe của bệnh nhân, mà vẫn đủ tinh tế để gợi ý cô con gái gọi điện trực tiếp cho mẹ. Bằng cách này, chính cô con gái sẽ tự biết là bà Nam đang ở ICU.

Hai tuần sau, bà Nam xuất viện về nhà, đến khám theo dõi với bác sĩ gia đình. Bà vẫn phải đi bằng nạng nhưng cơn đau đã thuyên giảm. Lần này, Nancy đi chung với bà Nam và ông Tư đến gặp bác sĩ Mellisa Mai.

"Cảm ơn bác sĩ nhiều, cô thật tốt quá", bà Nam mở lời khi vừa gặp Melissa.

"Cảm ơn bác sĩ", Nancy nói thêm vào.

“Không có gì bác à”, bác sĩ Melissa vừa nói, vừa nắm tay bác Nam.

Sau khi thăm khám và hướng dẫn các bước kế tiếp để phục hồi gãy xương do té ngã, bác sĩ Melissa nói:

“Thưa bác gái, nhân tiện có cô Nancy và bác trai ở đây, con muốn bàn với bác trai về bệnh lãng tai.”

“Bác sĩ cứ nói”, bà Nam nói, nhìn ông Tư gật gù.

“Lãng tai về lâu dài nếu không chữa sẽ làm người lớn tuổi cáu gắt, khó chịu, dẫn đến trầm cảm.”

Bà Nam và Nancy gật đầu đồng ý ngay vì chính bà cũng thấy tính tình ông Tư thay đổi nhiều từ lúc bị lãng tai.

“Con có nói chuyện với bác sĩ chuyên khoa tai mũi họng và sẽ sắp xếp một buổi đo thính lực cho bác trai. Bác sĩ tai mũi họng cho biết là hiện giờ có một loại máy trợ thính đời mới, kích cỡ nhỏ, có thể nằm gọn trong lỗ tai, sẽ không cấn và không ồn ào như chiếc máy cũ của bác trai.”

“Thiệt hả bác sĩ?”, bà Nam reo lên. Nancy thấy vui hẳn ra.

“Ông sắp hết bị điếc rồi!”

Bà Nam quay qua nói vào tai ông Tư, vẫn la to như mọi khi.

Hai tuần sau, ông Tư được đo lại thính lực và đeo máy trợ thính mới. Lần này ông quyết tâm sẽ đeo dù ban đầu có hơi khó chịu. Ông Tư nhận ra việc la hét trong lúc nói chuyện với con cháu khiến mối quan hệ xấu đi.

Sau chuyện bà Nam té gãy xương vào ICU, ông nhận ra hai đứa con vẫn rất yêu thương hai ông bà. Chỉ có điều cuộc sống bận rộn nên hai đứa ít khi có cơ hội thể hiện.

Có máy trợ thính mới, ông Tư ngồi kể cho cháu ngoại Tiffany nghe: "Con mèo đen của ông ngoại, nó vẫn ở đây nè con."

Tiffany cười tươi, chạy vội ra sau nhà tìm con mèo đen. Nhìn Tiffany và ông Tư như vậy, Nancy thấy lòng mình thanh thản.

Sáng hôm sau, cô gọi lại cho bác sĩ Melissa.

"Tôi thật sự cảm ơn bác sĩ. Ba mẹ tôi giờ quấn quýt hai cháu lắm. Chiếc máy trợ thính mới không làm ba tôi thấy khó chịu. Chúng tôi cũng biết ba mẹ bây giờ già yếu hơn xưa nên đều phân công nhau chăm sóc."

"Dạ, đâu có gì đâu cô Nancy", Melissa từ tốn trả lời.

"Tiện đây bác sĩ cho tôi hỏi, chắc mẹ bác sĩ phải hạnh phúc lắm vì có con gái biết cách chăm sóc, nói chuyện với người lớn tuổi như vậy?"

Melissa ngập ngừng trong giây lát, chợt nhớ đến mẹ mình ở San Diego.

"Dạ, cảm ơn cô."

Cúp máy, Melissa liền gọi điện hỏi thăm mẹ cô.

"Ủa con gọi cho má có chuyện gì hả? Giờ này con đang đi làm mà?" Bà Sáu, má của Melissa ngạc nhiên khi thấy con gái gọi sớm hơn mọi hôm. Thường thì sau năm giờ chiều tan làm, Mellisa mới gọi điện tỉ tê với bà cả buổi.

"Dạ không, con gọi nhắc má là hôm nay con coi bản tin thời tiết thấy chỗ má sắp có mưa, má ra vườn cẩn thận, coi chừng bị té."

"Má biết rồi, con nhớ ăn trưa nhé, đừng nhịn đói khám bệnh."

"Dạ, có chuyện gì má cứ gọi con nhé. Má đừng sợ phiền nha", Mellisa nói trước khi cúp máy.

Bà Sáu cúp máy mà thấy vui trong lòng, bà biết con gái luôn lo cho mình, mặc dù Melissa bây giờ đã trưởng thành và có gia đình riêng. Bà đeo bao tay, lấy cái nón rộng vành đội lên, mỉm cười cẩn thận bước ra sau vườn chăm sóc cây, phía trên mây đen đang kéo đến.

Khi thiên thần nhiễm bệnh

"Con đĩ, hãy cút về Trung Quốc của mày, đừng mang virus vô đây!"

Ông John cố rít to qua chiếc khẩu trang bên trong mặt nạ dày cộp bên ngoài khi vừa thấy Julie.

Ông John nhìn như nhà du hành vũ trụ NASA đang đi bộ ngoài không gian, chỉ khác là nhà du hành hiện đang nằm trên giường bệnh ICU. Xung quanh ông là đội ngũ y bác sĩ và điều dưỡng, ai nấy đều trang bị nón mũ bảo vệ, áo chuyên chống bệnh truyền nhiễm.

"Chào ông John, tôi là bác sĩ Julie Nguyễn, bác sĩ chuyên khoa chữa trị con virus mà ông đang mắc phải."

Dừng vài giây, Julie nói tiếp:

"Tôi là bác sĩ gốc Việt Nam, không liên quan gì đến Trung Quốc."

Ông John lập tức hạ giọng, thở dốc, mặt tái mét:

"Ồ, xin lỗi bác sĩ..."

Mùa đông ở Michigan luôn có những trận bão tuyết kéo dài, thỉnh thoảng kèm vài cơn gió lốc thổi giật ngang hông xa lộ như muốn nhấc bổng chiếc Honda Civic cà tàng của Julie. Giờ đã là tháng Ba, nhưng những cơn bão tuyết vẫn còn dai dẳng, cho thấy mùa đông năm nay dường như dài hơn mọi năm.

Julie cầm chặt vô lăng, mím môi, căng mắt nhìn về phía trước qua lớp tuyết vừa đóng liền bị gạt phăng trên kiếng xe. Đường cao tốc xa lộ xuyên bang I-94 lúc này đã vắng xe con nhưng vẫn lưa thưa vài chiếc xe tải to kềnh phía trước làm khuất tầm mắt của cô. Xa xa hai bên đường hiện ra vài mảng vàng vàng trắng trắng mà những chiếc đèn cao áp bên đường phản chiếu từ đám tuyết dày cui. Julie nhìn đồng hồ và ước lượng còn hơn nửa tiếng nữa cô mới về đến nhà.

Julie mới ba mươi mốt tuổi và vừa hoàn thành khóa nghiên cứu sinh bệnh truyền nhiễm tại trường đại học Y danh tiếng Michigan. Một thế giới với nhiều cơ hội đã mở ra cho Julie khi cô đầu quân vào bệnh viện đại học gần nhà. Tại đây, cô bắt đầu sự nghiệp vừa giảng dạy vừa hành nghề y. Lương cao và đãi ngộ tốt, cô lao vào làm việc, đôi khi quên mất căn bệnh tiểu đường quái ác của mình. Hôm nay, cô đi họp xa và định sẽ về nhà kịp giờ để chích Insulin cho căn bệnh tiểu đường Type-1 của mình.

Thế mà không may, cô lại đang mắc kẹt trên xa lộ này gần ba giờ đồng hồ. Là bác sĩ nên Julie hiểu rõ cô mang một căn bệnh cực kỳ nguy hiểm, bởi nếu cô không kịp chích Insulin, đường sẽ bị tích tụ trong máu, như xe chở đồ ăn bị kẹt trên xa lộ, không thể vào được tế bào, dẫn đến các cơ quan quan trọng như não không thể hoạt động bình thường. Người bệnh khi đó thường cảm thấy choáng váng hay bị ngất xỉu.

Người bị tiểu đường loại này luôn cần phải có Insulin bên cạnh.

Julie đột nhiên thấy cơ thể mệt mỏi, hai cánh tay nặng trịch đến mức không thể cầm nổi vô lăng. Chân cô mềm nhũn, thả lỏng chân ga. Con đường tuyết phía trước dần chuyển thành trắng xóa.

Julie lập tức tấp xe dọc đường, những cơn gió thốc hú hét bên tai cô khi cửa xe được bật xuống cho cái lạnh âm 20 độ C len vào làm cô tỉnh táo hơn. Cô mở cốp trong, lấy ra bịch bánh ngọt nhỏ cùng lọ Insulin dùng trong trường hợp khẩn cấp. Cô run run xé bọc, đưa một miếng bánh vào miệng nhai nhồm nhoàm rồi với tay lấy lọ Insulin, nhanh nhảu lấy kim hút và chích vào tĩnh mạch. Xong xuôi, cô bật ghế nằm ngửa ra.

Trên con đường chói lòa phía trước, cô thấy bà Mười mẹ cô đang nhìn cô mỉm cười, rồi hình ảnh ấy dần tan biến trả lại vẻ sáng rõ cho con đường. Julie bật máy xe, thử xoay tay lái, gắng gượng về nhà trên con đường đầy tuyết.

“Sao mặt con tái mét vậy?”, bà Mười lo lắng hỏi.

“Con không kịp chích thuốc, may mà trong xe còn thuốc dự phòng”, Julie thều thào.

“Con vô giường chích thuốc đi, để mẹ nấu cho tô cháo.” Bà Mười là người luôn bên cạnh chăm sóc Julie mỗi khi cô thiếu thuốc hoặc tụt đường nên rất có kinh nghiệm. Bà tất bật đi nấu cháo, pha nước cho cô con gái cưng là bác sĩ chuyên khoa bệnh truyền nhiễm.

Julie tỉnh dậy lúc nửa đêm, cô thấy người khỏe hẳn sau khi chích thuốc và ăn tô cháo nóng có gừng với thịt xay đậm đà hương vị tình thương của mẹ.

Cô bật laptop xem lại các ca bệnh hôm nay và giật mình khi đọc xét nghiệm của bệnh nhân John.

Dương tính với virus SARS-CoV-2, mẫu xét nghiệm PCR. Hình chụp CT phổi mờ hai bên, có dấu hiệu viêm. Đang cần thở oxy liều cao.

Là bác sĩ bệnh truyền nhiễm, cô nghĩ ngay đến đại dịch SARS do virus SARS-CoV-1 gây ra hồi năm 2003. Đây là loại virus lây lan cực kỳ mạnh và có tỉ lệ tử vong cao. Giới khoa học lúc này vẫn chưa thể xác định rõ virus SARS-CoV-2 có lây lan mạnh hơn SARS-CoV-1 không và cách chữa trị cũng chưa rõ ràng.

Cô rùng mình khi nhớ lại lời của thầy dạy nghiên cứu sinh: "Bác sĩ bệnh truyền nhiễm là đối tượng dễ bị lây bệnh truyền nhiễm nhất, cho dù mình có cẩn thận và trang bị tốt thế nào."

Cô nhớ lại cuộc gặp gỡ sáng nay với John, bệnh nhân mà giờ đã có kết quả nhiễm Covid-19. Trong quá trình thăm khám, cô vẫn mang đồ bảo hộ đầy đủ, dùng mặt nạ, khẩu trang và rửa tay kỹ càng. Nhưng để chắc ăn, từ ngày mai cô sẽ tự cách ly với bà Mười vì mẹ cô năm nay đã bảy mươi tuổi. Người lớn tuổi sẽ khó chống chọi với Covid-19 nếu chẳng may mắc phải, do sức đề kháng và khả năng miễn dịch đã suy giảm.

Sáng dậy trước khi đi làm, cô chủ động ngồi ra xa và giữ khoảng cách với bà Mười.

“Mẹ à, trong bệnh viện con vừa xuất hiện dịch bệnh mới nên con không muốn bị lây và con sợ lây cho mẹ. Từ giờ, con sẽ ngồi cách xa và hạn chế tiếp xúc gần với mẹ.”

“Mẹ hiểu, con đừng lo.”

Julie vừa mua một căn nhà nhỏ gần bệnh viện. Cô đang dành dụm trả tiền nhà và khoản vay chính phủ để học y khoa. Hai mẹ con cô sống chung từ hai năm nay, sau khi ba Julie qua đời vì ung thư. Cô ước mình có một chỗ ở riêng để tiện vừa sinh hoạt vừa làm việc vì chuyên khoa của cô rủi ro nhiễm bệnh rất cao.

“Con sẽ đi thẳng vào phòng tắm sau khi đi làm về mỗi ngày. Tắm rửa xong, con mới ra ăn để hạn chế khả năng lây bệnh”, Julie giải thích thêm cho bà Mười hiểu.

Ba hôm sau, bệnh tình của John chuyển biến xấu. Julie và bác sĩ khoa hồi sức cấp cứu phải đặt ống thở máy.

Bà Nancy, vợ của John, nhìn chồng qua lớp kính ICU khóc tấm tức.

“Lần cuối tôi gặp ông ấy là cách đây một tuần, lúc đó hai vợ chồng đang cãi nhau. Tối đó, ổng than khó thở, liền gọi 911 vào bệnh viện. Suốt từ đó đến giờ, tụi tui đâu có cơ hội nói chuyện với nhau lần nào, bởi ổng bị đưa vào phòng cách ly cho đến nay. Giờ thì ổng không còn tỉnh nữa. Bác sĩ ơi, chồng tôi sẽ thế nào?”

“Chúng tôi đang dùng các phương pháp trị liệu hỗ trợ, hy vọng ông ấy sẽ hồi phục.”

Julie trấn an.

"Bác sĩ ơi, tôi nghe nói có thuốc gì đó tên là Hydroxychloroquine hiệu quả lắm, bác sĩ có cho chồng tôi dùng thử không?"

"Dạ, thuốc bà nói chắc là Hydroxychloroquine, loại thuốc hay dùng bên chuyên khoa thấp khớp. Hiện nay chưa có bằng chứng khoa học nào cho thấy thuốc này hiệu quả với bệnh Covid-19."

"Nhưng tôi nghe nói FDA gì đó cho phép dùng khẩn cấp phải không bác sĩ?"

"Vâng, chúng tôi có cân nhắc, thảo luận và sẽ dùng thuốc này cho ông John. Nhưng chúng tôi cũng xin thưa rõ với bà rằng Covid-19 là căn bệnh mới xuất hiện gần đây, nên vẫn chưa có nhiều bằng chứng cho thấy cách trị liệu nào là hiệu quả. Thuốc này được dùng đã lâu trong khoa thấp khớp và có rất ít tác dụng phụ. Vì vậy, có thể chúng tôi sẽ đưa vào dùng thử cho ông John."

"Cảm ơn bác sĩ."

Bà nhìn Julie với ánh mắt đầy hy vọng.

"Chúng tôi cũng đã xem xét có nên dùng Steroid cho ông John không, nhưng do ông ấy có bệnh tiểu đường và Steroid có thể làm tăng biến chứng, nên mới quyết định không dùng."

Hai hôm sau, tình hình của John ngày càng tệ hơn, oxygen dùng để thở ngày càng cao, phổi ông sưng và tích đầy nước, tim bắt đầu có dấu hiệu tổn thương, còn thận thì bắt đầu ngưng hoạt động. Ở tuổi bảy mươi, cộng thêm bệnh mạn tính mạch vành và tiểu đường, John đã bị suy thận cấp ba trước khi vào bệnh viện.

Vợ John, bà Nancy, mỗi ngày đều nhìn chồng qua lớp kính ICU, tay lần xâu chuỗi thánh giá cầu nguyện cho ông. Bên trong phòng kính, John nằm giữa một đống dây nhợ chằng chịt, phải mang mặt nạ to tướng, mặt sưng to và ửng đỏ, tay chân phù nề khiến da căng bóng.

Hai giờ sáng hôm sau, trái tim mệt mỏi của John ngừng đập. Ông đã ký giấy đồng ý với lệnh "Không hồi sức" (Do not resuscitate - DNR), không làm xoa bóp tim nhân tạo nên bác sĩ ở ICU không làm gì thêm. Đây là y lệnh thường được đưa ra trong trường hợp bệnh nhân bị bệnh nặng, đến lúc nhịp thở hoặc nhịp tim dừng hẳn thì nhân viên y tế sẽ không cố gắng hồi sức cho họ.

John ra đi một mình trong chiếc mặt nạ to đùng, trên chiếc giường xa lạ không một người thân bên cạnh, trên người vẫn dính đầy dây nhợ. Xác ông ngay lập tức được chuyển xuống một chỗ đặc biệt trong nhà xác dành riêng cho bệnh nhân mắc Covid-19.

Nancy chạy vội vào bệnh viện lúc ba giờ sáng, nhưng vẫn không kịp nhìn mặt chồng lần cuối, do xác John đã được chuyển đi rất nhanh sau khi ông tử vong. Bà như người mất hồn, dáo dác nhìn khắp khoa ICU, nhìn xuống hướng tầng hầm bệnh viện như tìm chút hình ảnh còn sót lại của chồng. Lần cuối cùng bà nhìn ông một cách trực diện là lúc John đang phùng mang trợn mắt trong cuộc cãi vã dữ dội giữa hai vợ chồng về chuyện ông pha cà phê lỡ tay làm chảy ra nền nhà. Ông nói không thấy cà phê tràn do mắt kém. Bà nói ông làm biếng, xưa giờ có bao giờ chùi sàn nhà sau khi bị tràn cà phê đâu. Lúc đó, Nancy hét lên: "Ông cút đi, biến khỏi chỗ này."

Và John ra đi thật. Đó là lần cuối cùng bà nói chuyện với ông. Nancy cũng đi kiểm tra Covid-19, bà không bị nhiễm bệnh.

Sáng hôm đó, Julie ghi nhận hàng chục ca Covid-19 tử vong tại khoa ICU. Cô hội chẩn với bác sĩ Kyle Johnson, trưởng khoa ICU.

"Julie, chúng ta đã chuyển một phần khoa nội thành khoa điều trị Covid-19 và chúng tôi muốn nhờ cô chăm sóc luôn cho các bệnh nhân bị nhiễm bệnh bên đó. Cả bệnh viện chỉ có bốn bác sĩ như cô nên tôi biết cô rất vất vả."

"Không sao. Tôi vẫn lo được", Julie cười nhẹ.

Tối hôm đó, Julie thấy trong người mệt mỏi và khó thở. Cô biết mình có bệnh tiểu đường nên đôi khi thấy mệt mỏi. Nhưng lần khó thở này rất lạ, cảm giác như có ai đó đang bóp cổ khiến cô ngạt thở. Cô ráng há miệng to hết cỡ nhưng vẫn không thấy đỡ hơn. Julie ngồi dậy, bó gối dựa vào tường mới thấy đỡ hơn một chút.

Sáng dậy, cô đi thẳng đến bệnh viện, vào phòng lab và nhờ bác sĩ ở đó xét nghiệm Covid-19. Cô xin phép nghỉ bệnh, nằm luôn trong phòng trực của bác sĩ và chờ kết quả trong ba tiếng nữa.

Cô ngồi bó gối dựa vào tường. Cơn khó thở lại đến, nhưng có phần nhẹ hơn so với tối qua. Hồi ức về những ngày đầu qua Mỹ lần lượt hiện về trong Julie. Cô nhớ cảnh ba cô vào bệnh viện cấp cứu và được các bác sĩ cứu giúp. Cô nhớ mối tình đầu thời đại học, nhưng sau đó đành ngậm ngùi chia tay khi cô nói không thể lập gia đình trong năm năm tới. Cô nhớ căn bệnh ung thư quái ác bất ngờ ập xuống ba cô khi Julie đang làm chuyên khoa sâu (fellowship). Và cô cũng nhớ sự bất lực của mình khi chứng kiến ba cô lịm đi ở ICU, trong lúc vẫn nắm chặt bàn tay của mẹ cô.

Lúc này đây, trong lúc chờ kết quả xét nghiệm, Julie thấy thời gian như lắng lại. Đây là lần đầu tiên, cô có dịp nghĩ về bản thân mình. Hơn mười lăm năm qua, Julie dường như chỉ biết cắm cúi chạy. Cô chạy theo bảng điểm, chạy theo công trình nghiên cứu, chạy theo các lớp học, chạy đến các buổi trực bệnh viện, các ca bệnh, rồi lại chạy đi nghiên cứu và tiếp tục khám bệnh. Mỗi ngày của cô là một ngày chạy.

Cô chợt thấy sự cô đơn như một cái bóng đang ngồi kế bên, tựa lưng vào tường và nhìn cô cười ngạo nghễ. Chợt Julie nhận ra sự hẩm hiu của nghề y. Lúc nhỏ, khi nhìn các bác sĩ áo trắng tất tả trong bệnh viện cứu bệnh nhân, Julie thấy họ như những thiên thần. Giờ đây, cô đã là một thiên thần, nhưng là thiên thần cô đơn.

Tiếng bíp bíp từ điện thoại của Julie rung lên, từ phòng lab gửi đến kết quả xét nghiệm Covid-19 của cô.

Dương tính với virus SARS-CoV-2, mẫu PCR.

Julie dụi mắt thẫn thờ nhìn màn hình. Cô bấm nút refresh để xem lại cho chắc ăn, nhưng kết quả vẫn như vậy. Cô đã nhiễm Covid-19, con virus quái ác vẫn chưa có vắc-xin, thuốc đặc trị, và đang khiến nhiều bệnh nhân cô chữa trị tử vong mỗi ngày.

Giờ đây, cô vẫn là một thiên thần, nhưng là một thiên thần cô đơn và nhiễm bệnh. Julie muốn khóc, nhưng sao mắt cô ráo hoảnh. Cô không khóc được, cảm giác như có một cục đá khổng lồ đè lên ngực. Cô cố nhớ lại xem mình đã bị nhiễm từ ai, nhưng không tài nào nhớ ra vì cô đã khám cho hàng trăm bệnh nhân Covid-19.

Theo phác đồ điều trị, toàn khoa bệnh truyền nhiễm và ICU đều phải kiểm tra Covid-19. Chỉ có Julie và hai điều dưỡng khác mắc Covid-19.

Julie ngồi tính xem khả năng tử vong của mình là bao nhiêu. Cô mới ba mươi mốt tuổi, nhưng có bệnh nền là tiểu đường Type-1, tỉ lệ tử vong không cao. Cô xin phép ở lại bệnh viện và cách ly trong phòng trực một mình vì không còn chỗ nào để đi. Cô không thể về nhà với bà mẹ bảy mươi tuổi của mình.

Hai hôm sau, triệu chứng khó thở giảm hẳn và Julie trở lại bình thường. Cô thấy mọi thứ ổn trong người.

Nhưng...

Mẹ cô gọi điện nói bà ho và cảm thấy khó thở. Julie giật mình, chợt nhớ lại tô cháo nóng gần hai tuần trước mà mẹ đã nấu cho cô ăn, rồi bà còn vuốt trán và ôm Julie trước khi ngủ như thuở cô còn bé.

Julie bật khóc. Cô oà khóc như một đứa trẻ.

“Con sẽ nhập viện cho mẹ.”

Julie nói trong nước mắt.

Bà Mười bị nhiễm Covid-19 và lập tức được chuyển vào ICU. Bác sĩ Kyle gọi Julie ra nói nhỏ:

"Tôi đã nhờ bác sĩ Alyssa, cũng là bác sĩ chuyên khoa bệnh truyền nhiễm, thăm khám và chữa bệnh cho mẹ cô. Tôi biết theo quy tắc, cô không nên chữa trị cho mẹ mình vì quyết định y khoa có thể bị ảnh hưởng do tình cảm."

Julie ngồi im.

"Tuy nhiên, tôi tin cô là một trong những bác sĩ chuyên khoa bệnh truyền nhiễm giỏi nhất tại đây, nên nếu cô muốn hội chẩn để chữa bệnh cho mẹ thì tôi sẵn lòng."

Suy nghĩ một lát, Julie cắn môi: "Tôi muốn tham gia chữa trị."

Bà Mười nằm ICU được hai hôm thì tình hình xấu đi. Bà hôn mê và phải thở máy. Julie đã qua mười ngày tự cách ly và không còn triệu chứng nên được phép đến bên giường bệnh với đầy đủ các loại đồ bảo hộ. Cô nắm lấy tay mẹ mình qua lớp găng tay dày cộm mà vẫn cảm nhận được mạch của bà. Nhìn nhịp thở thoi thóp của bà Mười mà Julie thấy bất lực. Bao nhiêu kiến thức y khoa trong mười lăm năm đèn sách không giúp cô ngăn ngừa con virus tai ác này. Cô nhớ lại ba cô cũng ra đi trong ICU. Cảm giác bây giờ còn tệ hơn xưa.

Từ ngày bà Mười nhập viện, Julie cảm thấy có lỗi vô cùng. Chính cô đã mang căn bệnh quái ác này lây cho mẹ. Tim cô nghẹn thắt mỗi lần nhìn bà trong ICU. Vì sao cô là bác sĩ chuyên khoa bệnh truyền nhiễm mà lại lây bệnh Covid-19 cho mẹ mình. Cô quyết định xin tạm nghỉ làm để toàn tâm lo cho bà.

Ngày thứ ba ở ICU, tình hình bà Mười trở nên nghiêm trọng khi các chỉ số viêm sưng tăng vọt. Bác sĩ Kyle hỏi ý bác sĩ Alyssa và Julie.

“Chúng ta có nên dùng đường truyền Steroid (Dexamethasone)[1] không? Các nghiên cứu về Steroid này dùng cho bệnh Covid-19 tại ICU rất giới hạn. Một số nghiên cứu cho thấy kết quả khả quan nhưng số khác lại không có tác dụng, thậm chí làm bệnh nhân tử vong sớm hơn. Hai bác sĩ nghĩ sao?”

Alyssa lên tiếng: “Chúng tôi có tiến hành thử nghiệm Steroid trên vài bệnh nhân trong ICU và nhận được kết quả không rõ ràng. Theo tôi, bệnh này còn nhiều điều chúng ta chưa biết và tôi không muốn cứ tiếp tục thử nghiệm như vậy. Lần trước, tôi đã cho bệnh nhân thuốc kháng sinh (Hydroxychloroquine) nhưng không có kết quả.”

“Julie, cô nghĩ sao?”

“Tôi muốn dùng thử Dexamethasone, trước kia các chỉ số viêm của bệnh nhân không cao, nhưng nay lại tăng vọt khi thở máy.”

“Cô chắc là quyết định này đưa ra không phải vì đây là mẹ cô chứ?”, bác sĩ Kyle hỏi lại.

“Tôi chắc. Tôi đã đọc hết các y văn về trị liệu Covid-19 mỗi ngày. Tôi tin là cách này có thể có tác

---

[1] Một loại thuốc chống viêm và dị ứng. Về sau, các nghiên cứu cho thấy Dexamethasone có tác dụng làm giảm tỉ lệ tử vong do mắc Covid-19 và chính thức được đưa vào phác đồ điều trị của WHO và nhiều nước khác.

dụng. Chúng ta hiểu rằng virus SARS-CoV-2 khi xâm nhập vào cơ thể, các tế bào kháng thể có thể phản ứng quá mức, gây ra cơn bão miễn dịch toàn thân, dẫn đến hư hại các cơ quan như phổi và mạch máu."

Bác sĩ Kyle gật đầu:

"Dexamethasone là thuốc ức chế hệ miễn dịch, làm giảm hoạt động của các tế bào phản ứng quá mức trong trường hợp bệnh nhân bị nhiễm trùng. Bà Mười không có bệnh nền tiểu đường nên sẽ có ít biến chứng nếu dùng thuốc này. Một số nghiên cứu cũng chỉ ra Dexamethasone có khả năng hạn chế tổn thương ở bệnh nhân đang nằm máy thở. Okay, vậy chúng ta sẽ dùng Dexamethasone trong trường hợp này."

Thế là bà Mười được cho dùng Dexamethasone.

Ngày thứ tư ở ICU, những chỉ số viêm sưng của bà Mười đã ổn định, không còn tăng. Hy vọng bắt đầu nhen nhóm trong Julie. Các chỉ số huyết áp của bà cũng ổn định, không còn lên xuống. Bà Mười cũng không cần thêm thuốc vận mạch để giữ huyết áp. Hằng ngày, Julie vẫn cầu nguyện với ba cô ở nơi chín suối. Cô xin lỗi vì đã vô ý lây bệnh cho mẹ và hứa với ba rằng sẽ lo cho mẹ thật tốt.

Ngày thứ năm ở ICU, mức oxygen trợ thở của bà Mười giảm xuống, cho thấy phổi của bà đang dần hồi phục. Bà bắt đầu có những phản xạ khi bác sĩ ngưng thuốc gây mê. Julie mừng lắm, cô quỳ hẳn bên giường bệnh của bà để cầu nguyện.

Cô chợt nghĩ có bao nhiêu kiến thức khoa học, bao nhiêu bằng chứng y khoa, bao nhiêu bài thuyết trình về virus... tất cả dường như vô nghĩa trước cái chết đang cận kề bên mẹ cô. Julie thấy cầu nguyện dường như là cách xoa dịu cô nhiều nhất sau khi đã thử mọi biện pháp cứu chữa.

Ngày thứ sáu ở ICU, bà Mười đột nhiên cần thêm oxygen. Y tá trực bảo đêm qua phải tăng oxygen mấy lần cho bà. Huyết áp của bà lại tụt khiến bác sĩ phải cho thêm thuốc vận mạch.

Julie lại có một đêm mất ngủ. Cô ngồi cạnh giường bệnh của mẹ, thấy bà như ánh đèn le lói, hiu hắt trong đêm khi có cơn gió mạnh thổi đến. Trong lúc chập chờn chợp mắt được một chút, cô mơ thấy ba mẹ mình đang nắm tay nhau bước đi, Julie chỉ biết chạy vội theo gọi to: "Mẹ ơi, đừng bỏ con..."

Và hình ảnh hai người cứ mờ dần, mờ dần...

May mắn đã mỉm cười. Sang ngày thứ bảy, mức oxygen trợ thở của bà Mười đã giảm hẳn xuống. Phổi của bà hoạt động trở lại, huyết áp ổn định, không cần dùng thuốc vận mạch nữa. Đến chiều, lần đầu tiên sau nhiều ngày nằm ICU, bà Mười tự thở lại được khi bác sĩ thử cho bà thở.

Julie đặt tay lên ngực, hồi hộp nhìn sắc mặt của bà Mười đang dần hồng hào trở lại. Buổi tối đó, các chỉ số xét nghiệm và sinh tồn cho thấy bà Mười đang hồi phục tốt, bà được tháo máy thở.

Julie bật khóc khi thấy bà Mười mở mắt, nắm lấy tay cô sau bao nhiêu ngày hôn mê.

"Con xin lỗi, con đã lây bệnh cho mẹ", cô oà lên nức nở. Nước mắt cô làm nhòa hết mặt nạ kính.

Bà Mười thều thào: “Không phải lỗi của con đâu, con gái à.”

“Con xin lỗi”, Julie vẫn thổn thức và khóc như một đứa trẻ.

Ngày thứ mười ở ICU, bà Mười đã được chuyển xuống khoa nội. Đến ngày thứ mười bốn, bà đã tự đi được và ăn uống bình thường.

Sau hai mươi ngày nằm viện, bà Mười được xuất viện về nhà. Julie hạnh phúc như đi trên mây. Trên chuyến xe về nhà, cô nắm thật chặt tay mẹ như sợ bà có thể bỏ cô đi bất cứ lúc nào. Cô thầm cảm ơn người cha quá cố rối rít vì đã nghe lời cầu nguyện của cô mỗi tối.

Buổi tối hôm đó, vừa khỏi bệnh nhưng bà Mười vẫn đích thân xuống bếp nấu món cháo thịt xay với gừng cho hai mẹ con. Julie vừa ăn vừa nhìn mẹ trìu mến, mắt cô cay xè khi nhai phải miếng gừng xắt nhỏ. Tô cháo hôm nay sao mà cay quá!

Đừng lo cho ba

Kéttt... ... Mike đạp phanh gấp. Tiếng bánh xe rít dài trên đường dưới cái nắng đổ lửa kèm theo mùi khét lẹt. Đầu chiếc Lexus ES350 màu trắng của anh vừa kịp dừng lại trước người đàn ông lưng còng đang chống gậy từ từ băng qua đường.

Đang vội mà phải dừng lại, Mike bực bội định la to nhưng rồi lại thôi. Để hai tay trên vô lăng, Mike quan sát người đàn ông lưng còng đang băng qua gần hết vạch đi bộ. Chợt ông dừng lại, thò tay vào túi áo thùng thình, lấy ra bịch đồ ăn rồi vẩy vẩy cho bầy chim đang kiếm ăn dọc lề đường. Một chiếc xe khác từ làn bên kia đang đợi ông qua đường bấm kèn inh ỏi. Người tài xế ló đầu ra quát lớn:

"Này gã vô gia cư kia, qua đường nhanh lên!!!"

Người đàn ông vẫn thản nhiên từ từ băng qua vạch vôi. Qua lề đường bên kia, ông ngồi xuống cho đàn chim bên đường ăn tiếp. Nhìn cảnh đàn bồ câu vây quanh mổ những hạt thóc, ngô từ một ông già tóc tai bù xù, da mặt cháy nắng đen nhẻm giữa trưa nắng chói chang, Mike thấy cơn giận dịu xuống.

Đèn xanh, Mike nhấn ga lướt đi. Lúc đến bệnh viện cũng là lúc Mike có ca trực cấp cứu. Mike là bác sĩ gia đình nhưng vẫn nhận thêm vài ca trực cấp cứu khi có thời gian.

Đang bận rộn khám ca cấp cứu buổi chiều, chợt mã "Chấn thương 2"[1] phát ra trên hệ thống loa. Mike lập tức xỏ găng tay, bước vào ngoài buồng chấn thương đợi. Bệnh nhân là một người đi bộ, bị một chiếc xe tông vào chân khi qua đường. Mike giật mình vì người đang nằm trên cáng chính là người đàn ông bẩn thỉu, tóc rối bù mà anh suýt đụng trưa nay.

Ông bị gãy xương chân trái nên được chuyển gấp vào phòng phẫu thuật nẹp xương. Lướt qua thấy các chỉ số sinh tồn khá ổn, thêm nữa bệnh nhân họ Nguyễn, Mike nghĩ thầm: "Chắc bác này người Việt Nam."

Ca phẫu thuật thành công, bác Hạnh Nguyễn tỉnh dậy sau khi mổ và được đưa vào phòng hồi sức. Hôm sau, Mike kiểm tra tên bác trên hệ thống thì thấy vẫn còn nằm trên ICU, anh quyết định lên thăm. Bước vào phòng ICU, Mike ngạc nhiên vì chỉ có mình bác Hạnh nằm trên giường.

"Chào bác", anh cất tiếng.

"Bác sĩ nói tiếng Việt à?"

"Dạ, con là người Việt. Bác bớt đau chưa?"

"Tôi không sao đâu bác sĩ, mấy cái này ăn nhằm gì."

Ông nhoẻn cười, để lộ hàm răng vàng cháy.

"Gia đình bác vẫn chưa vào thăm bác à?"

---

[1] Trauma mã 2, loại mã báo độ nặng của chấn thương có thể nguy hiểm đến tính mạng.

"Bác sĩ đừng gọi con gái tôi, đừng cho ai biết tôi ở đây nhé. Tụi nó bận lắm."

Mike im lặng.

"Khi nào tôi được về vậy bác sĩ? Tôi có làm sao đâu."

"Các chỉ số xét nghiệm của bác không tốt nên bác sĩ chưa cho bác về", Mike từ tốn nói.

"Bác sĩ cứ cho tôi về."

Mike nhớ lại lúc nhập viện, chỉ số potassium Kali của bác tăng lên đến 6.5. Mức bình thường là 5.0, trên 6.0 là có thể gây nguy hiểm đến nhịp tim.

"Ai là bác sĩ gia đình của bác vậy?", Mike hỏi.

"Tôi không có bác sĩ gia đình. Tôi sống một mình."

"Ngoài trực cấp cứu thì con có một phòng khám gần đây, sau khi xuất viện bác đến gặp con nhé."

"Dạ. Cảm ơn bác sĩ."

Thế là mỗi tháng, bác Hạnh đều đến phòng khám tư của Mike. Anh phát hiện ra bác có rất nhiều bệnh, từ cao huyết áp, suy tim, suy thận, cho đến ung thư da do những ngày nắng cháy đi cho chim ăn.

Bác Hạnh nghe lời Mike uống thuốc và các triệu chứng giảm hẳn.

Một lần, khi nói về trường hợp lỡ bác phải nhập viện, ai sẽ người ra quyết định có để bệnh nhân thở máy hay không, bác Hạnh liền trả lời: "Tôi để bác sĩ quyết định nhé."

"Hình như bác có con gái phải không?", Mike hỏi.

"Tôi có một đứa, nhưng nó bận lắm."

"Con bác ở đâu vậy?", Mike tò mò.

"Nó ở gần đây, chắc khoảng ba mươi phút lái xe."

"Hả! Con bác ở gần vậy sao bác không liên lạc với cô lúc bị đụng xe?"

"Nó bận lắm bác sĩ à."

"Bác cho con số điện thoại của cô con gái được không? Con muốn nói chuyện, chỉ một chút thôi."

Ông suy nghĩ một hồi rồi móc bóp ra, tìm một mảnh bìa vàng ố có chữ "bé Xíu." Ông lật ra mặt sau, nhìn số điện thoại được ghi nguệch ngoạc rồi đưa cho Mike.

Mike gọi vào số máy đó. Đầu bên kia vang lên giọng của một phụ nữ trẻ.

"Xin lỗi, tôi là bác sĩ Mike, gọi điện từ phòng khám bác sĩ gia đình của bác Hạnh. Chị có phải là Britney không?"

"Vâng, Britney là tôi đây. Ba tôi bị làm sao hả bác sĩ?"

"À không. Ba của chị bình thường. Lần trước, ông bị tai nạn gãy xương nên tôi tìm gia đình để thông báo. Giờ tìm được chị thì may quá. Khi nào chị có thời gian thì ghé qua phòng khám của tôi nhé."

"Trời, ba tôi bị đụng xe à! Tôi không hề biết. Để tôi ghé qua thăm ổng. Cảm ơn bác sĩ nhé."

Mike thông báo cho bác Hạnh nghe. Ông chỉ im lặng.

Một tháng sau, gặp lại bác Hạnh, Mike hỏi: "Con gái bác đã đến gặp bác chưa?"

"Chưa, chắc nó bận bác sĩ à."

Mike không nói thêm nữa. Anh nghĩ đến chỉ số xét nghiệm đang tệ đi gần đây của bác, nhất là thận. Buổi chiều sau khi tan ca, anh nhấc máy gọi cô con gái: "Chị Britney phải không, liệu chị có thời gian ghé qua phòng khám của tôi không?"

"Okay bác sĩ. Mai tôi sẽ ghé sau giờ làm việc."

Buổi chiều, một phụ nữ trung niên đến gặp Mike. Cô có dáng người nhỏ nhắn, ăn mặc hợp thời trang, mang váy ngắn, đi giày cao gót, trông giống dân đi làm văn phòng. Hình ảnh này trái hẳn với bộ áo quần luộm thuộm, đầy mùi phân chim của ông bố.

"Chào bác sĩ", cô bắt đầu nhỏ nhẹ bằng tiếng Anh.

"Cảm ơn cô đã đến đây. Tôi mời cô đến vì tôi lo cho ba cô."

"Tôi hiểu và cám ơn bác sĩ thật nhiều."

"Ba cô nhiều lần nói với tôi là cô rất bận và ông không cho phép tôi gọi cô, mãi cho đến gần đây khi sức khỏe đi xuống, ông mới cho tôi số điện thoại của cô."

"Cảm ơn bác sĩ. Tôi có hai người con, một đứa bị bệnh Down, chăm sóc rất cực. Cả hai vợ chồng tôi đều là công nhân viên nên phải làm đầu tắt mặt tối mới đủ tiền nhà và chi phí. Chắc anh cũng biết Los Angeles đắt đỏ thế nào." Giọng cô chùng xuống khi kể.

Mike gật đầu.

"Hôm nọ, chị đến thăm bác chưa?"

"Tôi có đến, nhưng hôm đó, ba tôi lại đi ra ngoài đường cho chim ăn rồi. Ba tôi thích cho chim ăn lắm."

"Cho chim ăn giữa trưa nắng rất nguy hiểm. Vì sao ba chị lại thích vậy?" Mike hỏi.

"Vì hồi xưa, ba tôi được cứu sống là nhờ mấy con chim đó."

"Chuyện như thế nào vậy?"

Britney ngồi hơi tựa về phía sau, mắt đăm chiêu nhìn ra cửa sổ rồi từ từ kể:

"Ba tôi hồi xưa làm quan lớn, tương đương tỉnh trưởng Đà Lạt. Tôi nhớ lúc còn bé, trong nhà luôn có người hầu kẻ hạ. Tuy là người có quyền chức, nhưng tính ba tôi rất độc lập. Ông tự tay nấu ăn cho cả nhà mỗi khi có dịp và cũng tự làm nhiều việc trong nhà. Ông không bao giờ muốn nhờ ai cả. Ông còn phụ má tắm rửa cho tôi.

Sau năm 1975, ông đi học tập cải tạo gần mười năm. Một lần, ông trốn khỏi trung tâm ở vùng rừng núi phía Bắc. Hơn chục ngày trong rừng đói quá, đến lúc ba tôi tưởng mình sắp chết thì có một bầy chim tự bay đến để ông bắt ăn thịt. Nhờ vậy mà ông sống sót, bò ra được đường cái. Má tôi lúc ấy quen người khác và sinh thêm hai người con. Sau này, ba tôi được đi Mỹ, ông làm giấy tờ bảo lãnh cả má tôi và ba chị em của tôi qua đây.

Qua Mỹ, tôi đi học phổ thông và đại học, lấy chồng rồi sinh con. Con tôi bị Down, nó giờ hai mươi mốt tuổi mà y như em bé bốn, năm tuổi. Nó luôn cần người chăm sóc liên tục, vì mỗi khi không có ai chăm sóc, nó hay đi lung tung và té ngã. Hai vợ chồng tôi có thuê người giữ hộ nhưng nó chỉ thích ba mẹ và ông ngoại. Nếu phải đưa ba vào nhà dưỡng lão thì hai vợ chồng lại không đành."

Nói đến đây, mắt chị nhoè lệ.

"Năm cu Bi con tôi được năm tuổi, ông ngoại thấy nó sao lớn rồi mà mặt cứ ngơ ngơ. Khi biết tin bé bị Down, ông khóc sưng mắt cả tuần.

Đó là lần đầu tiên tôi thấy ba tôi khóc. Chiến tranh, tù tội, tra tấn, ly tán, hay phản bội không làm ông khóc. Nhưng cháu ngoại của ông bị bệnh Down, ông khóc."

Mike đưa khăn giấy cho Britney. Anh vẫn luôn lặng lẽ ngồi nghe.

"Những năm về sau, khi sức khỏe ba tôi yếu đi cũng là lúc bệnh của cu Bi ngày càng nặng. Ông muốn dọn ra ngoài ở riêng để chúng tôi tiện chăm sóc cu Bi. Chúng tôi biết tính ông dứt khoát nên phải làm theo.

Mấy năm đầu, tôi còn qua lại để thăm ba. Về sau, tôi ít có thời gian vì cu Bi hay bị bệnh. Từ chỗ tôi đến nhà của ba chỉ ba mươi phút mà tôi còn không có thời gian để chạy qua thăm ba nữa. Chồng tôi lại hay ốm đau vì ảnh hút thuốc nhiều quá. Sức của tôi có hạn, lo cho cu Bi và chồng đã quá mệt, không còn sức lo cho ba tôi.

Một lần, ba gọi tôi đến căn dặn: 'Ba cho con cái này. Con ráng lo cho cu Bi nhé. Đừng lo cho ba'. Ông đưa tôi một ngàn đô-la, gồm mười tờ một trăm đô-la mới toanh. Tôi không biết ông tiết kiệm từ bao giờ, nhưng hẳn ông đã phải rất vất vả vì lương hưu vốn ít ỏi.

Tôi từ chối cỡ nào thì ba vẫn ép phải nhận. Tôi cầm tiền mà khóc rưng rức. Tôi lấy tiền đó đi học thêm lớp ban đêm, giờ đã chuyển sang làm văn phòng với đồng lương khá hơn nên cuộc sống mấy tháng nay cũng dễ thở hơn."

"Cảm ơn chị đã kể cho tôi nghe câu chuyện này. Tôi nghĩ nếu chị có thời gian thì hãy ghé qua thăm bác nhé."

Mấy hôm sau, gặp lại bác Hạnh, Mike nói:

"Hôm kia, con có hẹn gặp con gái bác. Cô có kể con nghe về chuyện nhà bác."

"Tôi cảm ơn bác sĩ lo cho nhà tôi. Nhưng từ nay về sau, bác sĩ đừng gọi con tôi nữa nhé. Nó bận lắm. Dù tôi có bệnh nặng cỡ nào, bác sĩ cũng đừng gọi", ông nắm tay tôi khẩn khoản nài xin.

Sau lần đó, bác Hạnh không đến gặp Mike nữa. Anh gọi bác vài lần để nhắc chỉ số thận của bác đang yếu đi.

Buổi chiều chủ nhật, trong lúc đang đá banh thì tiếng máy nhắn tin của Mike kêu to. Anh gọi lại, đầu dây bên kia là giọng một người đàn ông.

"Bác sĩ Mike phải không ạ?"

"Vâng, tôi là bác sĩ Mike."

"Tôi là cảnh sát Peter. Tôi gọi báo ông biết là ông Hạnh được phát hiện đã chết ở nhà."

Mike lặng người. Anh tưởng mình nghe lầm nên hỏi lại ngày, tháng, năm sinh của bác cho chắc ăn.

Không lầm nữa, bác Hạnh đã mất. Anh tất tả về nhà mở hồ sơ gọi cô con gái.

"Ba tôi mất rồi bác sĩ ơi", Britney khóc trong đầu dây bên kia. "Tôi nghe lời bác sĩ đến thăm ba thường hơn, cứ mỗi tuần tôi đều ghé qua hai lần. Tôi thấy ba tôi yếu nhưng ổng vui lắm. Hai hôm kia, tôi còn thấy ông cười mà", cô thút thít.

Ngày đám tang bác Hạnh, Mike đến viếng, chia buồn cùng gia đình. Gặp Britney, cô oà khóc. Ở một góc căn phòng, cu Bi ngồi trên chiếc xe lăn, đầu vẹo một bên, miệng cười cười làm nước miếng chảy lòng thòng xuống ướt cả áo.

"Bác sĩ ơi, ba tôi có mua bảo hiểm nhân thọ. Ông quyết không chữa bệnh để có năm mươi ngàn đô-la cho cu Bi bác sĩ ơi", Britney nức nở.

Mike đứng đó không biết nói gì, mắt anh mờ đi. Anh nhìn ra khoảng sân bên ngoài nhà tang lễ, chợt thấy một đàn chim sà xuống, liền nhớ đến ông già còm lưng băng qua đường cho chim ăn ngày nào.

Ai mới là con ruột?

Tin ba nhập viện tại bệnh viện trung tâm Los Angeles làm Hằng lo lắng. Cô lập tức xin nghỉ ở tiệm nail, mua vé máy bay chuyến sớm nhất từ Dallas về California thăm ông Khương. Hằng không biết vì sao ba cô phải nhập viện, do cô vẫn hay nói chuyện với ông Khương mỗi tuần mà đâu nghe ông nói gì.

Hằng là con gái út, mới lấy chồng cách đây ba năm và dọn qua Dallas sống cùng chồng. Hai vợ chồng vừa có con đầu lòng, nay bé được mười tháng. Vợ ông Khương đã mất cách đây hơn chục năm.

Từ sân bay, cô tất tả đi thẳng vào phòng hồi sức cấp cứu. "Bác sĩ ơi, sao ba tôi phải nhập viện vậy?", cô hỏi.

"Cô là...?", tôi đưa tay ra bắt.

"Tôi là Hằng, con gái út của bác Khương."

"Xin chào cô. Tôi là bác sĩ Daniel Nguyễn, là bác sĩ trực khoa hồi sức hôm nay. Ba cô nhập viện vì nhiễm trùng đường tiểu cấp tính, ông bị sốt mê man ở nhà. May là có hàng xóm ghé qua gọi 911."

"Nhiễm trùng đường tiểu hả bác sĩ, tôi nghe nói bệnh này thường xảy ra ở phụ nữ?"

"Vâng, chị nói đúng. Trường hợp ba chị lại khác, vì khi chúng tôi làm xét nghiệm và chụp hình thì phát hiện tuyến tiền liệt của ông to ra, có khối u và nghi ngờ là ung thư di căn vào xương cột sống. Do ông bị nhiễm trùng máu, khó thở khi nhập viện, chúng tôi buộc phải đặt ống nội khí quản và cho ông thở máy."

"Trời", Hằng khẽ thốt lên, mặt cô biến sắc.

"Ba tôi bị ung thư hả bác sĩ?", giọng cô nghèn nghẹn. "Mẹ tôi mất cách đây mười hai năm vì ung thư vú."

Tôi im lặng.

Bao nhiêu năm hành nghề, khi phải chia sẻ tin xấu với người nhà của bệnh nhân, tôi không biết có cách nào tốt hơn là im lặng khi báo tin xong. Khoảng lặng thường sẽ làm cho họ bình tĩnh hơn. Tôi với tay, lấy tờ khăn giấy Kleenex đưa cho Hằng để lau nước mắt.

"Ba cô có nói gì với cô về bệnh của ông ấy không?"

"Ông không nói gì hết bác sĩ à, lúc nào cũng nói mình khỏe. Ba sợ chúng tôi lo lắng. Tôi biết ông sợ làm phiền chúng tôi."

"Nghĩa là ông còn những người con khác? Vì trong giấy tờ chỉ để tên chị là người liên hệ khi ông có chuyện cần cấp cứu."

"Vâng, thưa bác sĩ. Tôi còn hai người chị ở New York và một người anh ở Seattle. Tôi sẽ gọi nói chuyện với họ. Ba tôi còn sống được bao lâu nữa thưa bác sĩ?"

"Trước mắt, chúng tôi đang tích cực chữa trị nhiễm trùng cho ông ấy. Tôi nghĩ hôm nay hay ngày mai, chúng tôi sẽ thử rút ống để ông tự thở và tỉnh lại. Các chỉ số máu và sinh tồn đang cải thiện."

Ngừng một chút, tôi nói tiếp: "Sau khi chữa nhiễm trùng xong, chúng ta sẽ lấy sinh thiết và chữa ung thư. Tôi cũng đã mời bác sĩ ung bướu vào hội chẩn. Sau khi có thêm thông tin, chúng tôi sẽ báo chị biết."

"Cảm ơn bác sĩ", Hằng lí nhí.

"À, còn một việc nữa, hiện nay chưa có ai là người quyết định các phương án chữa trị của bác, nếu bác không tỉnh được. Chị bàn với gia đình xem ai là người sẽ chịu trách nhiệm và ký tên nhé."

"Vâng, thưa bác sĩ. Hiện giờ, bác sĩ cứ để tên tôi, vì các anh chị của tôi đều rất bận. Họ cũng ít liên lạc với ba tôi."

"Okay."

Hai hôm sau, ông Khương đã đỡ hơn và dần hồi phục. Chúng tôi rút ống thở cho ông. Ba người con khác cũng từ New York và Washington xuống thăm ông, sau đó họ lập tức quay về. Chỉ có Hằng còn ở lại chăm sóc ông Khương. Đến ngày thứ ba, sức khỏe của ông đã khá hẳn, ông chuẩn bị được chuyển ra phòng ngoài để về nhà. Bác sĩ gia đình và bác sĩ ung bướu sẽ tiếp tục theo dõi tình trạng của ông trong vài ngày tới.

"Bác sĩ này, tôi có việc này muốn nói ông nghe."

"Vâng, bác cứ nói", tôi ngồi xuống bên giường bệnh.

"Tôi chỉ nói việc này với bác sĩ, tôi chưa nói ai nghe cả."

Tôi nắm tay ông bóp nhẹ.

“Hằng không phải con ruột của tôi, nhưng tôi thương nó nhất. Bao nhiêu năm qua nó chăm sóc tôi cho đến khi lấy chồng.”

Tôi gật đầu im lặng.

“Tôi có một căn nhà ở Huntington Beach, giá thị trường khoảng một triệu đô-la. Đây là tài sản tích cóp của hai vợ chồng tôi. Mấy năm nay, tôi sống được là nhờ tiền cho thuê nhà. Giờ tôi bị ung thư di căn.”

Ngưng một chút để lấy hơi, rồi ông lại nói tiếp:

“Tôi biết tính mấy đứa con tôi. Tụi nó sẽ cãi nhau ỏm tỏi nếu biết tôi còn căn nhà này. Tôi muốn bán căn nhà này và chia cho Hằng phân nửa, sau đó chia ba cho mấy đứa kia. Bác sĩ biết không, vợ chồng nó khổ nhất trong mấy đứa con.”

Suy nghĩ một lát, tôi nói: “Bác nên thử nói chuyện này với luật sư để xem cách nào là tốt nhất và hợp pháp. Chuyện này con thật sự không rành. Con nghĩ bác nên gọi hết mấy người con lại để nói chuyện với họ.”

“Okay bác sĩ.”

Buổi chiều, tôi không gặp Hằng vì cô đã về căn hộ của ông Khương thu dọn hành lý để mai bay về Dallas. Cô đã qua California bốn ngày rồi.

Buổi tối, tôi đang ngồi coi tivi thì máy nhắn tin của tôi rung lên. “Mã đột quỵ phòng 442.” Tôi nhấc máy gọi bác sĩ nội trú.

“Ông Khương bị đột quỵ, có lẽ là tắc mạch máu não”, bác sĩ nội trú Johnson nói.

"Okay, tôi đến liền. Gọi gia đình gấp."

Hằng hớt hải chạy vào gặp tôi. Mới sáng hôm qua, trông cô còn tươi tỉnh khi nghe tin ba sắp được về.

"Tại sao ba tôi bị đột quỵ vậy bác sĩ? Ông nói ba tôi chỉ bị ung thư mà?"

"Bệnh nhân ung thư thường bị đột quỵ do các biến chứng gây ra."

"Trời ơi, tôi mới nói với chồng là sáng mai tôi sẽ bay về Dallas."

Ngừng một lát, cô khẽ hỏi: "Hiện giờ, ba tôi sao hả bác sĩ?"

"Có lẽ ông bị liệt bên phải. Chúng tôi đặt ống thở cho ông. Tình trạng bây giờ không ổn lắm." Tôi vắn tắt giải thích cách chữa trị đột quỵ, các bước kế tiếp và tiên lượng bệnh của ông.

Hằng im lặng ngồi bó gối, mắt đỏ hoe, hai tay chống lên mặt.

Một lát sau, tôi hỏi:

"Lần trước, cô đã ký giấy tờ quyết định chuyện trị liệu của ba cô rồi phải không?"

"Tôi có ký, nhưng chỉ ký phần quyết định trị liệu sức khỏe thôi."

"Ba cô có bao giờ nói cho cô nghe về tài sản, tiền bạc, nhà cửa của ông không?"

"Tôi biết ba tôi có tiền tiết kiệm nên mỗi tháng đều có tiền tiêu."

Nghĩ ngợi một lát, tôi nói: "Tôi có chuyện này muốn nói với cô. Chiều nay trước lúc bị đột quỵ, tôi có nói chuyện với ba cô."

"Vậy sao bác sĩ?"

"Ông nói ông có một căn nhà ở Huntington Beach."

"Thật à, tôi chưa nghe ba nói bao giờ!"

"Vâng. Tôi sẽ trao đổi với luật sư của bệnh viện để tìm hiểu thêm về căn nhà. Tôi nghĩ cô nên mời gia đình đến đây để bàn về việc này."

Hai hôm sau, ba người con của ông Khương có mặt trong buổi họp gia đình với bác sĩ. Luật sư của bệnh viện cũng có mặt sau khi đã xác minh ông Khương có căn nhà trị giá một triệu đô-la.

Tôi để luật sư của bệnh viện nói chuyện về tài sản của ông Khương trong khi tôi cập nhật về bệnh trạng.

Monica, cô con gái đầu của ông Khương, lên tiếng bằng tiếng Anh: "Ba tôi có tỉnh lại không bác sĩ?"

"Tôi không chắc lắm. Hình ảnh MRI cho thấy tổn thương não phải khá nặng, khám lâm sàng không thấy ông có những dấu hiệu phản xạ", tôi trả lời.

"Nếu ông không tỉnh lại, thì căn nhà đó sẽ chia thế nào?", Monica hỏi tiếp.

Luật sư của bệnh viện lên tiếng: "Thông thường, chúng tôi khuyên gia đình nên cùng tìm ra giải pháp. Ví dụ như bốn người con thì có thể chia làm tư."

"Cô này không phải con ruột của ông ấy", Monica chỉ vào Hằng.

Mắt Hằng đỏ lên, chực như muốn khóc. Cô không biết nói gì vào lúc này.

"Nếu chia thì chia ba thôi, hai người nghĩ sao?"

Vừa nói, Monica vừa hỏi Paul và Lynn, hai người con khác của ông Khương.

Paul im lặng. Lynn hỏi lại:

"Ba tôi sẽ thở máy vậy hoài hả bác sĩ?"

"Tôi không chắc. Mỗi ngày, chúng tôi đều cố thử xem có thể rút ống thở được không, vì càng để ông thở máy lâu, khả năng tử vong càng cao."

"Vậy nếu muốn rút ống thở thì ai sẽ quyết định hả bác sĩ?", Lynn hỏi tiếp.

"Dựa theo giấy tờ khi nhập viện thì ông Khương yêu cầu cô Hằng sẽ quyết định chuyện trị liệu cho ông ấy. Tạm thời, tôi nghĩ chúng ta nên tập trung vào việc chữa trị cho ông Khương", tôi nói.

Hằng không nói thêm gì, cô ngước nhìn qua khung cửa kính phòng bên cạnh, nơi ông Khương đang nằm bất động, xung quanh bủa vây hàng chục dây nhợ.

Hai tuần kế tiếp, ông Khương vẫn thở máy. Các chỉ số sinh tồn dần xấu đi. Hằng quay lại Dallas, Texas vài ngày, sau đó cô trở lại Los Angeles để lo cho ba mình. Cô tránh các cuộc họp với anh chị em, nhất là Monica.

Có lần, Monica hỏi cô bằng tiếng Anh:

"Em có biết là ba có căn nhà không?"

"Dạ không, em không biết."

"Nếu không biết, sao chỉ mình em ký giấy trị liệu sức khỏe cho ông ấy?"

"Lúc đó, các anh chị đâu có ở đây", Hằng trả lời.

Một tuần nữa lại trôi qua. Đã sang tuần thứ ba mà ông Khương vẫn hôn mê. Có dịp nói chuyện với từng người con, tôi dần hiểu ra sự việc. Ba người con ruột của ông Khương được sinh ra và lớn lên tại Mỹ. Ông vốn ít nói chuyện với các con, do phải làm cùng lúc ba công việc để nuôi chúng ăn học. Lo lắng, chăm sóc cho con cái là việc ở nhà của bà Khương. Khi các con ông khôn lớn, lập gia đình rồi dọn ra riêng cũng là lúc cuộc sống của ông bà đã ổn định hơn, không phải tất bật cơm áo gạo tiền nhiều như trước đây.

Hằng là đứa con ông nhận nuôi sau này. Lúc đó Hằng bảy tuổi, ba mẹ Hằng bỏ nhau để lại đứa con gái bơ vơ. Trong bốn người con, ông thân thiết với Hằng hơn cả, do Hằng thường dùng tiếng Việt, trong khi ba người kia chủ yếu nói chuyện với ông bằng tiếng Anh, mà ông lại không giỏi tiếng Anh. Các cháu của ông cũng toàn nói tiếng Anh và ở các tiểu bang xa xôi. Giao tiếp trong gia đình, vì vậy, ngày càng xa cách.

Sang tuần thứ tư, tôi chủ trì cuộc họp gia đình với sự tham gia của bốn người con và cập nhật tình hình sức khỏe của ông Khương.

"Nếu cứ thế này thì sẽ không ổn. Da của ông bắt đầu căng ra. Dưới mông đã xuất hiện các vết loét do nằm lâu. Chúng tôi muốn biết ý của gia đình thế nào, sẽ tiếp tục chữa hay rút ống thở? Nếu tiếp tục chữa, chúng tôi sẽ rạch một đường dưới cổ để đút ống thở nhỏ hơn. Nếu rút ống thở, ông sẽ mất."

Cả bốn người con nhìn nhau. Mắt ai cũng thâm quầng vì thiếu ngủ.

"Mọi người đã quyết định về chuyện căn nhà chưa? Vì nếu ông mất, mọi người sẽ phải quyết định", luật sư của bệnh viện thêm vào.

"Hiện nay, Hằng là người quyết định việc rút ống", Monica trả lời. "Và tôi đoan chắc rằng Hằng sẽ không chịu rút ống. Vì nếu ký giấy đồng ý rút ống, căn nhà đó sẽ được chia ba, không có phần cho Hằng."

Hằng lên tiếng nhỏ nhẹ:

"Thưa chị, em không cần phần nào trong căn nhà cả. Em chỉ muốn ba được thoải mái. Lúc còn sống, ba nói với em là ba không muốn thở máy."

Cân nhắc một lúc, tôi quyết định lên tiếng: "Tôi biết việc này không nằm trong quyền hạn của mình, nhưng tôi sẽ nói một chuyện liên quan đến bác Khương và căn nhà."

Mọi người đột nhiên im lặng.

"Trước khi bị đột quỵ, bác Khương nói với tôi là bác muốn chia phân nửa căn nhà này cho chị Hằng, do chị ấy là người luôn chăm sóc cho bác. Phần còn lại chia ba cho các con."

"Sao ba tôi lại nói như vậy?" - Monica lên giọng bằng tiếng Anh.

"Ba có lý của ổng em à?" - Paul, sau rất lâu không nói gì, đột nhiên lên tiếng, cũng bằng tiếng

Anh. “Anh cũng muốn chia phần cho Hằng. Từ lúc ba bị bệnh và thấy cách Hằng chăm sóc ba, anh thấy xấu hổ vì tuy là anh hai, nhưng anh không chăm sóc ba được như Hằng.”

Quay sang Hằng, Paul nói:

“Cảm ơn em, em cũng là em của anh.”

Monica vẫn ngoan cố: “Cô ấy làm vậy là do biết ba có căn nhà triệu đô. Anh em mình ở xa đâu có biết.”

“Em cũng nghĩ như chị Monica”, Lynn xen vào.

Hằng vẫn im lặng. Cô nhìn vào khung cửa kính bên cạnh. Ba cô đã xanh xao hơn nhiều.

Hai hôm sau, Hằng quyết định rút ống thở. Cô nắm tay ông cho đến khi bàn tay lạnh đi. Paul ôm chặt lấy Hằng. Monica và Lynn nhìn nhau như khẽ cười, thầm hiểu bước kế tiếp sẽ là làm giấy tờ chia tài sản cho ba người con.

Một buổi sáng, tôi đang dạo bộ dọc bãi biển Huntington thì điện thoại réo vang. Nhìn vào màn hình, đây là số điện thoại lạ từ Texas.

“Bác sĩ ơi, em đã nhận được phần thừa kế của căn nhà. Cảm ơn bác sĩ.”

Tôi đứng hình mất vài giây, cố gắng lần tìm trong ký ức là chuyện gì.

“Ba em thật là chu đáo. Ông đã ký trước một tờ di chúc, chỉ được công bố khi ông mất. Tờ di chúc nói y hệt như ý của ba em đã nói với bác sĩ là em sẽ được một nửa căn nhà.”

"Ồ ra thế."

"Ba em thương em quá bác sĩ à. Ông lúc nào cũng lo nghĩ cho em. Có tiền của ba cho, em sẽ mở một tiệm nail, em sẽ lo cho con cái được tốt hơn. Chồng em cũng sẽ đỡ vất vả hơn."

"Dĩ nhiên là ba cô thương cô rồi. Cô là con của ông mà", tôi nói.

"Con nuôi thôi bác sĩ."

"Con nào cũng là con cô à. Bác thương cô lắm đấy."

Tôi cất máy, mỉm cười nhìn những con sóng bàng bạc không ngừng xô đẩy dọc bờ biển Huntington. Nắng bắt đầu lên, tôi rít một hơi thật sâu vào lồng ngực và cất bước chạy dọc theo bờ biển.

Vợ chồng là duyên số

"Nếu tôi có điều chi, bác sĩ cứ để vợ mới cưới của tôi quyết định...".

Ông thều thào vài câu trước khi thuốc mê bắt đầu hiệu nghiệm. Khi bệnh nhân dần chìm vào hôn mê, bác sĩ cấp cứu nhanh chóng đặt ống nội khí quản. Ông bị sốc nhiễm trùng máu do nhiễm trùng đường tiểu cấp, bí bọng đái và nhập viện trực tiếp từ phòng khám.

Bên ngoài, một bà lão độ trên dưới bảy mươi tuổi đang chống gậy nhướng mắt nhìn vào phòng cấp cứu hồi sức trước khi tấm màn trắng đục được kéo lại. Cô y tá dìu bà vào phòng đợi.

Bệnh nhân được chuyển lên phòng ICU. Buổi sáng tỉnh dậy, ông chợt thấy lòng bàn tay của mình âm ấm. Bà đang ngồi đó, nắm tay ông, mắt đỏ hoe. Ông vui quá, siết chặt nắm tay, xong quay sang nhìn tôi nói:

"Bác sĩ Trần, đây là vợ mới cưới của tôi...".

"Vâng, tôi biết, tôi có nghe bác gái nói...".

*

Ngày ấy, nàng là thực tập sinh tại Học viện Hải quân ở Nha Trang. Với vóc dáng thanh tao, cánh môi mỏng cùng làn mi cong trong bộ váy màu xanh lục, chàng sĩ quan trung úy hải quân đã bị hớp hồn ngay từ lần đầu gặp mặt. Chàng tuy cao ráo nhưng dáng gầy, nước da hơi ngăm đen do xuất thân từ miền biển Phan Thiết. Xung quanh nàng lúc ấy có biết bao chàng sĩ quan đẹp trai, phong độ, nên chàng chẳng hy vọng nàng sẽ để mắt đến mình.

Ấy vậy mà nàng đồng ý làm quen. Chàng như nhảy cẫng lên mây vì hạnh phúc. Chẳng may, cuộc tình sớm gặp khó khăn do chiến tranh liên miên. Nàng lúc này đã trở thành sĩ quan nên việc gặp gỡ giữa hai bên lại càng khó khăn. Tuy vậy, cả hai vẫn dự định sẽ làm đám cưới.

Mùa hè đỏ lửa năm 1972 tưởng như đã chia lìa đôi lứa khi suýt chút nữa tước mất mạng sống của chàng. Ngày tháng sau đó là khoảng thời gian yên bình hai người tận hưởng bên nhau. Duy có một điều, đám cưới đã không xảy ra.

Chuyện là một hôm, nàng gặp lại người yêu cũ, từng là phi công, và về hơi trễ. Nàng giấu nhẹm chuyện này và bảo rằng đi gặp cô bạn học. Chẳng may, chàng có bạn làm bên không quân nên biết được. Chàng giận lắm. Nàng càng chối thì chàng càng bực.

Hôm sau, nàng định đến gặp chàng để nhận lỗi làm lành thì nhận lệnh hành quân gấp. Biến cố năm 1975 khiến cả hai mất liên lạc do đều phải vào trại cải tạo. Rồi chàng ra trại, đi làm ruộng, và cuối cùng lập gia đình. Chàng nghe phong thanh nàng sau khi ra trại cũng đã lập gia đình.

Đến năm 1981, chàng vay mượn khắp nơi được hai cây vàng để lên tàu vượt biên. Nửa đêm, chiếc tàu gỗ đánh cá nhỏ xíu bật chớp đèn pin ba lần làm tín hiệu từ từ tấp vào mé sông ven rừng đước. Nước đang ròng nên mọi người phải lội sình bì bõm ra tàu. Chủ tàu đếm thấy hơn tám mươi người trong khi đăng ký đi chỉ có khoảng năm mươi. Sợ tàu chìm, ông đe dọa bắt mọi người phải bỏ bớt quần áo, hành lý mới được lên.

Chiếc tàu nổ máy ọc ạch chạy ra biển trong màn đêm đen đặc. Chàng ngồi thu lu vào một góc, sương lạnh thấm ướt vai áo. Mùi biển xông vào mũi chàng. Chợt có tiếng la thất thanh:

"Biên phòng, biên phòng..."

"Chết mồ, gặp tụi biên phòng rồi", ai đó trên tàu la lớn.

Ánh đèn pha sáng quắc từ chiếc tàu sắt phía xa rọi thẳng vào tàu cá đầy khẳm như muốn chìm nghỉm. Trong ánh đèn pha chiếu sáng, bất chợt chàng nhìn xuống phía sàn tàu thì nhận ra một bóng dáng quen thuộc. Tưởng mình lầm, chàng phải dụi mắt mấy lần để nhìn cho rõ. Chính là nàng. Vẫn cái dáng cao gầy, đôi mắt xếch một mí đầy kiêu hãnh. Nàng đang ngồi co ro giữa đám đàn bà và trẻ em lúc nhúc.

Thế là kế hoạch vượt biên phá sản. Chiếc tàu cá bị buộc quay lại bờ. Thoắt một cái, chàng liền nhảy xuống dưới sàn tàu, nắm lấy tay nàng.

"Em... anh đây, mình chạy trốn nhé".

"Trời ơi! Anh... anh... hả?"

Nàng bật khóc vì không thể tin vào mắt mình. Ánh đèn pha thi thoảng lóe lên trong màn đêm đen đặc xen lẫn tiếng còi công an, tiếng máy tàu xình xịch chậm lại, tiếng người nói xôn xao, ầm ĩ xung quanh, nhưng nàng vẫn nghe tiếng chàng rất rõ.

"Em nhảy xuống sông với anh, trời tối họ không bắt được mình đâu."

Nắm lấy tay chàng, nàng định bước ra phía sau lan can để cùng chàng đào tẩu, nhưng đột nhiên, nàng thấy đầu óc choáng váng rồi ngất xỉu trên tàu vì mất sức. Khi vào bờ, công an biên phòng chia đám người vượt biên thành hai nhóm nam và nữ. Sau khi hỏi cung, họ đưa từng nhóm lên một tàu khác chở về đất liền. Thế là chàng lại mất dấu nàng.

Hai năm sau, chàng lại tìm đường vượt biên. Và lần này thì thành công, chàng được tàu hàng vớt và cho tạm trú ở Philippines, sau đó sang tị nạn tại Hoa Kỳ. Chàng học lại ngành kỹ sư, lập gia đình lần nữa. Nàng cũng vượt biên thành công qua Úc, tiếp tục học và trở thành sĩ quan hải quân Hoàng gia Úc.

Gần bốn mươi năm sau, qua Facebook, nàng vô tình kết nối với em gái chàng mới biết rằng chàng đang sống tại Mỹ. Vợ chàng mất cách đây hai năm.

Nàng cũng ly dị anh chồng người Úc được mười năm. Nghe tin chàng bị bệnh, nàng xin nghỉ phép sang Mỹ để thăm người tình năm xưa.

Cuối năm ngoái, nàng chính thức đến California, gặp lại nàng chàng bồi hồi cảm động. Sau bao nhiêu năm, chàng vẫn nhìn nàng say đắm như thuở ban đầu, vẫn muốn được chìm đắm vào đôi mắt xênh xếch nay đã hằn nhiều dấu chân chim. Trên giường bệnh, khi nghe nàng kể về cuộc sống nơi xứ sở chuột túi, về những ngày đầu vất vả mưu sinh cho đến khi ổn định và thành công, chàng cảm động đến rơi nước mắt.

Trước khi nàng về lại Úc, chàng run run nắm lấy tay nàng rồi nói:

"Mình trốn lần nữa nghen em".

"Dạ."

Nghe tiếng "dạ" ngọt ngào của nàng, lòng chàng bừng lên hạnh phúc. Chàng như sống lại thuở hai mươi ngày ấy, khi nàng đồng ý lời cầu hôn của chàng. Nàng ở lại Mỹ sau khi kết hôn với chàng, nay đã bước vào tuổi bảy mươi tư.

*

Bệnh nhân nằm ICU thêm ba ngày. Chỉ số huyết áp ổn định trở lại, căn bệnh nhiễm trùng máu cũng thuyên giảm và ông đã có thể tự đi vệ sinh thay vì phải dùng ống thông tiểu.

Bệnh nhiễm trùng máu thường xảy ra ở người lớn tuổi do hệ miễn dịch yếu đi. Các nhiễm trùng thường gặp như nhiễm trùng đường tiểu hay đường phổi có thể trở thành nhiễm trùng máu nếu vi khuẩn có cơ hội lẫn vào máu và đi khắp cơ thể. Để chữa trị bệnh này cần bắt đầu từ việc tìm ra lý do vi khuẩn từ đâu đến, kiểu như cảnh sát truy tìm cửa biên giới nào tên tội phạm đã lẻn vào để ngăn chặn lần sau.

"Bác sĩ biết không, chồng tôi thấy mạnh mẽ vậy chứ là người mặt mũi, hay sợ quê lắm. Mấy hôm trước không đi tiểu được mà không dám nói, sợ quê với tôi".

Bên giường, bà lão chậm rãi kể chuyện mấy hôm trước khi ông nhập viện.

"Ổng bị đau bụng và căng tiểu lắm mà ráng chịu đựng, không hó hé gì, đến khi tôi thấy mặt ổng sao mà nhăn nhó quá, mới bắt ổng lên xe đến khám bác sĩ."

Đột nhiên, bà lão thút thít khóc. "Ổng có sao không bác sĩ? Bệnh ổng có nặng thêm nữa không, tôi lo quá? Tôi với ổng hơn bốn mươi năm trời mới gặp lại nhau."

"Dạ thưa bác, con nghĩ bác trai sẽ ổn thôi. Tụi con có mời bác sĩ chuyên khoa tiết niệu chẩn đoán và biết là tuyến tiền liệt của bác bị phì đại nên ép lên đường tiểu, dẫn đến bí tiểu. Sau khi ra viện, bác trai cần tiếp tục theo dõi chỗ bác sĩ chuyên khoa tiết niệu và có thể phải phẫu thuật để làm nhỏ lại tuyến tiền liệt. Bác yên tâm nhé."

Buổi chiều, ông đã ăn uống lại được, bước ra khỏi giường và không cần dùng oxy để trợ thở nữa.

Trước khi ra khỏi ICU, vẫn đôi bàn tay nắm chặt, ông nhìn vào mắt bà, rồi quay sang ân cần nói với tôi:

"Vợ chồng là duyên số cả đó bác sĩ."

Và ông quay sang bà: "Phải vậy không em?"

Cửa ICU mở rộng, bà từ từ đẩy ông đang ngồi trên xe lăn ra khỏi cửa, tiến vào khu điều trị nội trú. Tôi nhìn theo đôi "vợ chồng son" ở tuổi thất thập dần mất hút phía hành lang và mỉm cười thầm bảo: *"Vợ chồng là duyên số!"*

Duyên nợ

Cứ chốc lát, bác sĩ Mickey lại cúi nhìn điện thoại đang để trong túi áo blouse. Cô cẩn thận lấy điện thoại ra, kiểm tra xem mình đã tắt chức năng "im lặng" chưa để chuông sẽ reo to khi có điện thoại hay tin nhắn. Cô đang nóng lòng chờ điện thoại từ khoa ICU cập nhật tình trạng của một bệnh nhân đặc biệt: sư cô trụ trì Thanh Từ.

*

"Mình gặp nhau là có duyên đó bác sĩ."

Lần đầu gặp mặt cách đây mười lăm năm, sư cô Thanh Từ đã nói vậy. Lúc đó, Mickey vừa hoàn thành chương trình nội trú bác sĩ chuyên khoa gia đình ở bờ Tây tiểu bang New York. Khác với nhiều bạn cùng khóa, Mickey không lập nghiệp tại New York City mà quyết định ở lại một thị trấn nhỏ nơi đây, gần bệnh viện cô đã làm nội trú.

Sinh ra ở một miền quê Pennsylvania, Mickey từ nhỏ đã yêu thích thiên nhiên. Cô cùng đám bạn thường hay đùa nghịch, chạy nhảy giữa những cánh đồng ngô bạt ngàn hơn là ngồi chơi game trên iPad. Lớn hơn một chút, Mickey nhận ra gia đình cô là người châu Á duy nhất ở miền quê này. Cô cũng không hỏi ba mẹ vì sao chuyển đến sống ở đây, mà không phải

California hay Texas, những thành phố đông người Việt. Ba cô làm kỹ sư trưởng cho một hãng ô tô trong khi mẹ cô làm nội trợ chăm sóc ba người con. Hai người anh của Mickey khi lớn lên đều đi học xa và chọn sống ở các thành phố lớn, trong khi Mickey học y khoa ở một trường gần nhà.

Học và nói tiếng Việt là khó khăn lớn nhất với Mickey, chứ không phải thi MCAT, học y khoa, hay thi bằng chuyên khoa. Càng lớn, Mickey càng muốn tìm hiểu cội nguồn và văn hóa của mình. Cô nhận ra học tiếng Việt là cách tốt nhất để tìm hiểu văn hóa Việt. Dù ba mẹ Mickey dùng tiếng Việt để nói chuyện với cô ở nhà, tiếng Việt của Mickey chỉ đủ để nghe và nói, chứ không thể tranh luận, chuyện phiếm hay kể chuyện cười được. Mickey vẫn thường xem các phim tiếng Việt, nghe nhạc Paris By Night, và mặc áo dài đi chùa vào dịp Tết.

Hôm gặp sư cô Thanh Từ là do cô tình cờ tìm thấy một tịnh thất Việt Nam ở vùng quê New York. Mickey ngạc nhiên vì vùng này vốn không có nhiều người Việt mà lại có một ngôi chùa mang tên Việt là Tịnh Thất Từ Bi. Cuối tuần đó, Mickey đã lái xe đến tịnh thất theo địa chỉ trên Google.

Nói là chùa nhưng đây chỉ là một căn nhà được tu sửa lại. Vừa đậu xe vào sân, Mickey thấy một sư cô trẻ đang loay hoay quét lá vàng cuối thu. Ở góc chùa, một khoảng sân được đào lên có lẽ để dựng hòn non bộ. Có một bức tượng Quan Thế Âm lớn ở giữa sân, là dấu hiệu duy nhất chỉ ra đây là chùa.

"Xin chào", Mickey mở lời bằng tiếng Anh khi bước vào sân.

"Xin chào", sư cô trẻ cũng đáp lại bằng tiếng Anh.

"Đây có phải là chùa Việt Nam?", Mickey hỏi tiếp.

"Vâng đúng thế."

"Sư cô là người Việt?"

"Dạ vâng", sư cô trả lời bằng tiếng Việt rành rẽ.

Sau vài câu xã giao làm quen và giới thiệu, Mickey và sư cô Thanh Từ, tên tiếng Anh là Daisy, nhanh chóng kết bạn với nhau vì cả hai cùng trạc tuổi. Khi biết Mickey là bác sĩ gia đình, sư cô hỏi ngay:

"Văn phòng bác sĩ ở đâu? Tôi đến khám được không?"

"Được chứ, tôi là bác sĩ gia đình có phòng mạch cũng gần đây."

Ban đầu Mickey không định nhận Daisy làm bệnh nhân vì cô không thích khám bệnh cho bạn bè. Có một lằn ranh mong manh giữa mối quan hệ chuyên môn và bạn bè. Đôi khi biết quá nhiều thông tin nhạy cảm từ người vừa là bệnh nhân vừa là bạn mình sẽ khiến Mickey khó xử. Mickey vốn lớn lên ở Mỹ nên cô muốn mọi chuyện rạch ròi, kể cả trong công việc lẫn các mối quan hệ. Nhưng sau khi biết sư cô ở vùng này không có ai là bạn và không quá thạo tiếng Anh, Mickey quyết định nhận chăm sóc sức khỏe cho sư cô.

Lần đầu sư cô đến văn phòng Mickey khám bệnh vì cảm giác khó thở, Mickey đã ngạc nhiên về sức chịu đựng dẻo dai của sư cô. Khi nghe tiếng tim phổi, Mickey phát hiện tim sư cô có nhiều tiếng thổi, một dấu hiệu của bệnh lý về tim khi phải hoạt động nhiều. Phổi của sư cô thì tiếng thở không đều, bên phải yếu hơn bên trái. Hỏi ra thì sư cô đã bị mệt và khó thở hơn một năm nay nhưng vẫn không đi khám bệnh, chỉ ráng ăn chay, tụng kinh và làm việc.

Mickey cho chụp XR phổi thì thấy có một khối u khoảng tám centimet nằm giữa hai phổi và gần sát tim. Đến khi chụp CT có cản quang thì bác sĩ chẩn đoán hình ảnh cho biết khối u này có vẻ là một dạng u lành tính, nhưng không chắc lắm.

"Bác sĩ nói tôi có cục u khá lớn trong ngực. Tôi cũng đoán vậy. Tôi có bị ung thư không hả bác sĩ?" Sư cô hỏi.

"Daisy, tôi nghĩ chúng ta cần phải làm sinh thiết để biết chính xác khối u này loại gì."

"Sinh thiết là sao bác sĩ?"

"Là lấy một phần khối u để xem loại tế bào của khối u là gì."

"Mình chỉ dựa vào hình ảnh thì có đoán được không?"

"Dựa vào vị trí và cấu trúc thì bác sĩ chẩn đoán hình ảnh đoán là khối u tuyến ức."

Sư cô từ chối không chịu làm sinh thiết. Mickey tiếp tục tìm hiểu khối u bằng hình chụp MRI với cản quang. Dựa vào hình ảnh MRI và CT, bác sĩ chẩn đoán cho rằng khối u có thể là ung thư tuyến ức Thymoma.

"Vậy là tôi bị ung thư hả bác sĩ?"

Gương mặt sư cô buồn bã khi nghe Mickey thông báo kết quả từ bác sĩ chẩn đoán hình ảnh. Ngồi trước Mickey, cặp mắt của cô gái trẻ, đầu cạo trọc, mặc áo lam, chợt rưng rưng trong phút chốc rồi ráo hoảnh.

"Dựa vào hình ảnh thì tôi nghĩ vậy", Mickey nhẹ nhàng nói.

Sư cô Thanh Từ chợt im lặng.

Mickey đã gặp nhiều bệnh nhân ung thư, nhưng cách sư cô đón nhận tin mình bị ung thư khiến Mickey không khỏi ngạc nhiên. Bình thường, khi biết tin mình bị ung thư, nhiều bệnh nhân sẽ không tin, gào thét phản đối kết quả, đó là giai đoạn từ chối (Deny). Sau đó, nhiều người sẽ van xin, khẩn khoản làm cách nào để hết bệnh ung thư, đó là giai đoạn cầu xin (Begging). Có người lại giận dữ, chửi bới vì sao mình lại bị căn bệnh tai quái này, đó là giai đoạn giận dữ (Angry). Sau khi đã trải qua hết các giai đoạn đó, người đó sẽ đi đến giai đoạn chấp nhận (Acceptance) thực tế là mình bị ung thư. Đây là bốn giai đoạn mà nhiều bệnh nhân ung thư thường trải qua.

Khi nghe tin mình mắc ung thư ở tuổi ba mươi, sư cô không giận dữ, không năn nỉ, không từ chối, mà chấp nhận một cách nhẹ nhàng. Mickey thật sự ngạc nhiên khi đọc trong ánh mắt có chút long lanh của sư cô là sự thanh thản.

"Bác sĩ nghĩ tôi sống được bao lâu?"

Mickey giật mình khi nghe câu hỏi đó. Cô còn đang suy nghĩ vì sao sư cô không nói gì, chỉ im lặng chấp thuận một cách nhẹ nhàng.

"Tùy vào triệu chứng và giai đoạn. Tôi sẽ gửi sư cô qua bác sĩ chuyên khoa ung thư, chụp PET/CT để biết sư cô đang ở giai đoạn nào. Tôi cũng sẽ cho làm xét nghiệm để xem hormone có bị ảnh hưởng từ khối u này không."

PET/CT cho thấy khối u của sư cô vẫn nằm một chỗ trong lồng ngực, chưa di căn, và có lẽ chậm phát triển. Các chỉ số xét nghiệm của sư cô đều bình thường, không có dấu hiệu gì khác biệt. Sau khi có kết quả hình ảnh và lab, Mickey gọi điện thảo luận với bác sĩ ung thư và đặt hẹn với sư cô để chữa trị.

"Có nhiều cách để điều trị căn bệnh này, nhưng cách tốt nhất là phẫu thuật cắt bỏ hoàn toàn, hoặc dùng xạ trị, hoặc kết hợp hóa trị với xạ trị", Mickey giải thích.

"Bác sĩ ung thư cũng là đồng nghiệp của tôi ở gần đây, sẽ thảo luận với sư cô kỹ hơn từng cách và xem xét cách nào phù hợp với sư cô nhất."

Sau khi gặp bác sĩ ung thư, nghe các cách bác sĩ đề nghị chữa trị thì sư cô từ chối phẫu thuật vì sợ phải vào bệnh viện mổ. Sư cô cũng không muốn hóa trị vì nghe nói hóa trị sẽ làm mình yếu đi, xạ trị cũng vậy.

Lần gặp sau, Mickey chưa kịp hỏi vì sao sư cô không muốn điều trị ung thư thì sư cô đã hỏi trước.

"Bệnh của tôi không chữa trị có được không bác sĩ? Tôi sợ lắm."

"Nếu không chữa, khối u có thể lớn lên và di căn đến những chỗ khác. Tôi e lúc đó sẽ quá muộn."

“Tôi không muốn chữa bệnh lúc này. Để sau này chữa được không bác sĩ?”

“Sau này là khi nào sư cô?”, Mickey thắc mắc.

“Người tu hành nghĩ khác về bệnh ung thư bác sĩ à. Hôm nọ, tôi có hỏi kỹ bác sĩ ung thư, ông ta có nói là khối u của tôi tuy là ung thư, nhưng là loại chậm phát triển. Nếu không chữa thì đúng là khối u có thể lớn hơn, nhưng cũng có thể sẽ chậm phát triển. Nên tôi đề nghị theo dõi xem khối u có phát triển nhanh không.

Với người tu hành thì sống chết đều có số cả. Tôi có những thứ muốn làm trước khi mình giã từ cõi đời này. Tôi mới về ngôi chùa này, mọi thứ còn đang dang dở. Tối qua tôi có cầu xin Đức Phật và hộ pháp cho tôi mười năm để gầy dựng tịnh thất này. Sau đó nếu may mắn còn sống thì tôi sẽ tập trung chữa bệnh.”

Sư cô từ tốn giải thích.

Mickey đi từ ngạc nhiên này qua ngạc nhiên khác. Với người bình thường, khi nghe tin mình mắc ung thư, thường giận dữ khóc lóc và lập tức muốn chữa bệnh. Còn sư cô Thanh Từ thì ngược lại, vẫn rất bình tâm, thậm chí muốn tạm ngưng chữa bệnh để lo gầy dựng tịnh thất. Mickey không nói thêm gì, vì ý sư cô đã quyết.

Sau khi sư cô về, Mickey gọi điện cho bác sĩ Harold, chuyên khoa ung thư hỏi ý kiến. Cô ngạc nhiên là chính ông bác sĩ ung thư cũng đồng ý là nên theo dõi trước khi bắt đầu mổ hay hóa trị vì đây là loại ung thư đặc biệt, tế bào có thể phát triển chậm nên không cần phải gấp.

"Điều quan trọng khi chữa ung thư là phải biết ung thư loại gì, vì nhiều loại tế bào ung thư phát triển khác nhau và tốc độ di căn cũng khác nhau", bác sĩ ung thư nhấn mạnh trước khi cúp máy. Thế là bác sĩ Mickey có nhiệm vụ mới là theo dõi khối u của sư cô.

Ba tháng sau, hình chụp khối u cho thấy khối u trong ngực vẫn cùng kích cỡ ban đầu tám centimet. Sư cô thỉnh thoảng bị khó thở nhưng không còn nhiều như trước. Sư cô còn khoe là vẫn tập thở và thiền mỗi ngày.

Sáu tháng sau, khối u vẫn như vậy, vẫn tám centimet, vẫn nằm yên giữa hai lá phổi và gần tim.

Một năm sau, khối u vẫn không lớn hơn hay nhỏ đi. Các xét nghiệm và chỉ số theo dõi ung thư bình thường, sư cô vẫn khỏe mạnh.

Tịnh thất lúc này đã đông hơn khi người Việt xa gần bắt đầu nghe tiếng có một sư cô còn trẻ mà đã mở chùa. Đã có thêm vài người đến tịnh thất giúp xây thêm chánh điện và nới rộng khu vườn phía sau.

Nghe tin sư cô bị ung thư, các Phật tử lo lắng, tìm cách giúp sư cô chữa bệnh. Chú Tám là một trong số những Phật tử nhiệt tình đó. Chú là người miền Tây, ở cách chùa hơn bốn mươi lăm phút lái xe, nhưng mỗi cuối tuần đều đến để xem sư cô và tịnh thất có cần gì không. Mới đầu chỉ là những việc đơn giản như quét dọn gạch hay cắt nhánh cây, lâu dần, chú Tám làm tài xế và quản lý theo dõi các việc nặng như xây dựng và nới rộng chùa. Chú Tám cũng đưa vợ mình lên chùa cùng làm công quả để đức cho con cháu sau này. Hai vợ chồng chú Tám dần trở thành những Phật tử siêng năng nhất ở tịnh thất.

Sư cô thường lắng nghe ý kiến của vợ chồng chú Tám vì cả hai đến sống ở vùng này đã lâu và luôn có tâm giúp đỡ chùa.

Nghe tin sư cô bị ung thư, chú Tám cất công lên Facebook xem cách chữa ung thư bằng thuốc Nam, mở YouTube nghe các bài thuốc gia truyền, còn nhờ người quen hỏi thăm cách chữa trị.

"Sư cô thử uống nước lá đu đủ xem, tui đã hỏi kỹ mấy thầy rồi. Cách này chữa ung thư hay lắm."

Nghe vậy, sư cô có phần bán tín bán nghi. Vốn tin tưởng bác sĩ Mickey và bác sĩ ung thư, nhưng sư cô cũng nghe đồn có người chết sớm do chữa ung thư bằng hóa trị. Uống lá đu đủ chắc không hại gì. Sư cô nghĩ vậy nên đồng ý thử xem. Chú Tám thấy sư cô đồng ý, liền đi tìm lá đu đủ đực, loại xanh tốt, cho vào nồi nấu với nước rồi cho sư cô uống mỗi ngày.

Sau vài tháng uống lá đu đủ, sức khỏe của sư cô cải thiện đáng kể. Sư cô bắt đầu tin là bệnh của mình thuyên giảm là do uống lá đu đủ, mà quên rằng ông bác sĩ ung thư đã nói loại ung thư Thymoma này phát triển rất chậm, sẽ không ảnh hưởng đến sức khỏe người bệnh trong những năm đầu.

Chú Tám từ ngày cho sư cô uống lá đu đủ, càng tin vào thuốc Nam và tin vào cầu nguyện. Chú hay kể chuyện sư cô bị ung thư nhưng nhờ uống lá đu đủ và vẫn sống đến giờ cho Phật tử nghe, ai nấy cũng trầm trồ thán phục.

Mickey cũng thỉnh thoảng lên chùa thăm sư cô. Cô để ý là sư cô nhìn thoáng qua không hề có dấu hiệu bị bệnh ung thư. Mickey tự hỏi có phải là người tu hành không có ưu sầu nên không thấy lo lắng về bệnh. Mickey đọc lại các bài nghiên cứu thì đa số bệnh nhân mắc ung thư Thymoma loại chậm phát triển như sư cô sẽ sống tốt trong năm năm đầu. Như vậy là bác sĩ ung thư đã có lý khi khuyên chỉ nên theo dõi vì cho đến nay, sau năm năm chẩn đoán, sư cô vẫn khỏe mạnh.

Mickey thích đến chùa vì còn một lý do khác là chùa có nhiều đồ ăn Việt vào các ngày lễ, toàn món ngon như chè bắp hay xôi vị. Lên chùa gặp các Phật tử, cô cũng có cơ hội học nói tiếng Việt nhiều hơn. Mẹ của Mickey ngạc nhiên vì gần đây tiếng Việt của cô con gái sinh ra ở Mỹ cải thiện đáng kể. Mickey có thể thoải mái nói chuyện với mẹ mình bằng tiếng Việt.

"Cũng nhờ sư cô đó mẹ. Sư cô dạy con nói tiếng Việt", Mickey tự hào kể về sư cô cho mẹ nghe.

*

Hơn năm năm sau khi được chẩn đoán ung thư, sư cô Thanh Từ vẫn khỏe mạnh, dường như quên hẳn là mình đang mắc ung thư. Sư cô cũng không đi khám bác sĩ định kỳ như thường lệ. Bác sĩ Mickey thì ngày càng bận rộn. Cô vừa lập gia đình với bác sĩ phẫu thuật Fox, cũng là đồng nghiệp tại phòng khám. Mickey giờ đã trở thành chủ của phòng khám với một nhóm bác sĩ khác, nên ngoài giờ khám bệnh, còn phải lo phần kinh doanh và quản lý.

Thời gian thấm thoắt trôi, mới đây mà đã mười năm từ lúc Mickey gặp sư cô Thanh Từ. Cả hai đã trở thành bạn bè thân nhưng ít nói chuyện hơn trước do cuộc sống ngày càng bận rộn.

Sư cô gần đây mở chương trình giảng đạo mời các sư cô, sư thầy người Việt về nói chuyện. Tịnh thất ngày càng có tiếng tăm, được nới rộng, có bãi đậu xe lớn, có nhà bếp, và có hẳn khu phòng trọ phía sau cho các thầy cô nghỉ ngơi. Bác sĩ Mickey và bác sĩ Fox cũng đã có hai con, đứa lớn bốn tuổi và đứa nhỏ hai tuổi. Bác sĩ Fox bận mổ liên tục sáu ngày một tuần trong khi bác sĩ Mickey phải vừa trông con nhỏ, vừa lo gia đình và khám bệnh.

Cả Mickey và sư cô đều quên một điều là sư cô đang mang trong mình khối u ác tính. Một buổi tối sau khi tụng kinh xong, sư cô cảm thấy khó thở và mệt, y như cảm giác mười năm trước. Sư cô nghĩ không sao, chỉ ráng niệm Phật và ngủ. Giấc ngủ không đến như mọi hôm, thay vào đó là sự mệt mỏi và đổ mồ hôi liên tục. Sáng dậy, sư cô quá mệt bèn nhắn tin hỏi Mickey. Lúc đó Mickey vừa chuẩn bị đi làm, thấy số điện thoại sư cô liền gọi lại. "Hay là sư cô ghé qua phòng khám nhé?", Mickey đề nghị.

"Ừ để mình xem vì hôm nay phải chuẩn bị chương trình thuyết pháp cuối tuần", sư cô nói. Đến chiều thì cơn khó thở có giảm bớt, nhưng sư cô lại quên là phải đi bác sĩ.

Một tuần sau, cơn khó thở lại đến kèm theo cơn ho sù sụ, khò khè làm sư cô mệt mỏi. Đang đi trong chánh điện mà sư cô thấy chóng mặt, mấy tượng phật như đang quay xung quanh, khiến sư cô lảo đảo muốn ngã quỵ. Sư cô gọi bác sĩ Mickey và được khuyên là nên nhờ người nhà đưa vào phòng cấp cứu.

Tại khoa cấp cứu, hình chụp XR ngực cho thấy khối u tám centimet năm xưa giờ đã to lên mười hai centimet, chiếm hẳn một phần lồng ngực, ép lên cuống phổi.

Mickey nghe tin sư cô nhập viện cũng liền chạy vào. Sư cô buồn bã nhìn Mickey nói: "Tôi mệt quá bác sĩ à."

"Không sao sư cô à, để chúng tôi theo dõi", Mickey trấn an.

"Chắc mình sắp hết duyên rồi, bác sĩ."

Xét nghiệm máu cho thấy sư cô bị thiếu muối và suy yếu tim. Chức năng co bóp tim giảm xuống chỉ còn 20% (trong khi chỉ số bình thường là trên 55%). Ngoài ra sư cô còn bị nhiễm trùng, và nguy hiểm nhất là cơ thể bắt đầu có kháng thể tấn công vào các cơ bắp (thụ thể AchR, bệnh Myasthenia Gravis), làm cơ bắp suy yếu. Myasthenia Gravis là một loại biến chứng hay gặp của khối u Thymoma khi phát bệnh.

Bác sĩ cấp cứu đề nghị sư cô theo dõi với bác sĩ Mickey và bác sĩ ung thư. Ở bệnh viện truyền dịch vài hôm, sư cô thấy đỡ hơn và được ra về. Mickey dặn sư cô phải theo dõi với bác sĩ ung thư. Sư cô nghe theo, tuần sau đến gặp bác sĩ ung thư. Lần này thì ông bác sĩ đề nghị mổ lấy khối u ở ngực ra.

"Lần trước bác sĩ cũng kêu mổ nhưng tôi không mổ, vậy mà đã được mười năm rồi. Lần này tôi không mổ có được không bác sĩ?"

Sư cô e dè hỏi.

"Lần này khối u của cô đã lớn hơn, ép hẳn lên phổi. Nếu không mổ thì tôi e có biến chứng nguy hiểm. Thêm nữa, bệnh cô giờ đã nặng hơn do khối u kích thích các kháng thể tấn công cơ bắp của cô. Nếu không mổ lấy ra thì sẽ làm cơ thể cô yếu đi.”

“Bác sĩ cho tôi về suy nghĩ nhé.”

Sư cô về chùa, buồn bã tâm sự với vợ chồng chú Tám hướng điều trị ung thư bây giờ. Chú Tám đề nghị là không nên mổ và nên tiếp tục uống thuốc Nam.

“Sư cô nhớ không, lần trước nhờ uống lá đu đủ mà sư cô sống mười năm nay. Nếu mổ cũng chưa chắc sống được đến bây giờ”, chú Tám nói.

Sư cô thấy cũng có lý. Vả lại nếu uống thuốc Nam tiếp thì chắc cũng không sao.

Thế là chú Tám lại đi tìm thuốc chữa ung thư cho sư cô. Chú hỏi người quen, tìm trên mạng, rồi tự tổng hợp các cách chữa trị. Lần này, chú Tám đề nghị dùng lá cây xạ đen để nấu rồi sắc nước cho sư cô uống. Nhớ lại lần trước nhờ uống lá đu đủ mà sư cô hết bệnh, chú Tám nghĩ là lần này sư cô cũng sẽ mau qua khỏi.

Ở chùa, sư cô ngày càng yếu, không thể tự đi đứng, phải nhờ người dìu đi, ăn uống cũng không nổi vì quá đau cổ, nhưng sư cô vẫn chưa dám mổ. Sư cô vẫn hy vọng thuốc của chú Tám nấu từ lá xạ đen sẽ giúp sư cô bớt bệnh.

Một buổi tối, sau khi uống hết ly xạ đen sắc thì sư cô chợt thấy mệt lả người, đổ mồ hôi, và ngất xỉu ngay sau bữa đọc kinh. Phật tử thấy vậy hốt hoảng gọi 911 và xe cấp cứu mau chóng đưa sư cô đến bệnh viện.

Tại phòng cấp cứu, bác sĩ chẩn đoán khối u giữa ngực đã quá to, ép hẳn lên cuống phổi, gây thiếu oxy lên não và làm sư cô bị choáng. Bác sĩ phải đặt ống nội khí quản để sư cô thở được và đề nghị mổ khẩn cấp làm giảm áp lực. Nguy hiểm hơn, do sư cô uống quá nhiều nước từ lá xạ đen nên bị thiếu muối và Potassium trầm trọng, có thể tử vong nếu đến bệnh viện trễ.

Bác sĩ Mickey được bệnh viện báo là sư cô vừa nhập viện, lần này phải vào ICU, liền giật mình, gọi vào ICU ngay để theo dõi ca bệnh.

Trong lúc Mickey gọi vào ICU thì chồng cô báo tin mẹ chồng vừa bị đột quỵ ở New York City. Bác sĩ Fox phải lập tức đến lo cho mẹ mình. Thế là Mickey phải một mình lo cho hai đứa con nhỏ, lo cho phòng khám, và cố gắng theo dõi ca bệnh của sư cô trong ICU.

Cô nhắn tin cho bác sĩ Taylor, là bác sĩ chuyên khoa ICU, nhờ báo tin cập nhật tình hình sư cô. Bác sĩ Taylor nói sẽ hội chẩn với bác sĩ chuyên khoa phẫu thuật lồng ngực về ca bệnh của sư cô trong sáng nay.

Đó là lý do sáng giờ Mickey cứ liên tục cầm điện thoại chờ tin của bác sĩ Taylor từ ICU. Cô hy vọng phép mầu sẽ xảy ra với sư cô Thanh Từ.

Chợt Mickey nhớ đến câu nói của sư cô "Tôi xin Đức Phật cho tôi sống mười năm để xây chùa" mà giật mình vì hôm nay đã tròn mười năm từ ngày sư cô được chẩn đoán ung thư tuyến ức.

Bíp bíp...

Bác sĩ Taylor từ ICU gọi lại báo là có thể mổ ngay trong hôm nay. Mickey mừng quá, cô thấy có chút hy vọng. Mặc dù bác sĩ Taylor bảo là mổ cấp cứu rủi ro rất cao do sức đề kháng của sư cô yếu và hệ miễn dịch đang bị rối loạn, sư cô có thể bị các biến chứng nguy hiểm sau khi mổ.

Mickey gọi điện đến chùa và gọi báo cho gia đình sư cô. Sau nhiều năm quen biết, đây là lần đầu tiên Mickey có dịp nói chuyện trực tiếp với mẹ của sư cô. Mickey xin phép gia đình để mổ khẩn cấp.

"Thanh Từ nhắc về bác sĩ Mickey nhiều lắm, tụi tui hoàn toàn tin tưởng bác sĩ."

Nghe những lời tâm sự của mẹ sư cô, hai hàng nước mắt của Mickey trào ra. Là mẹ hai đứa con, cô hiểu thấu nỗi lòng của người mẹ.

Chiều hôm đó, sư cô được đưa vào phòng mổ. Ca mổ kéo dài hơn sáu tiếng đồng hồ do khối u quá to. Bác sĩ phẫu thuật cố gắng giữ dây thần kinh thanh quản quặt ngược không bị tổn thương để sư cô có thể nói chuyện được.

Mickey ở văn phòng mà lòng hồi hộp không kém. Cô tạm ngưng làm việc, nghĩ mông lung về sư cô, về cuộc gặp của hai người trong quá khứ. Mickey chợt nghĩ về "chữ duyên và chữ nợ" trong các buổi nói chuyện, nhất là luôn nghĩ đến câu sư cô nói "muốn sống mười năm để xây chùa" Nợ tình cảm, đúng là thứ khó trả nhất trên đời.

Việc Mickey và sư cô gặp nhau cách đây mười năm là duyên, nhưng cái nợ giữa hai người chính là tình cảm mến thương giữa hai người bạn. Những năm trước lúc còn rảnh rỗi, sư cô và Mickey có khi ngồi hàng giờ tâm sự về cuộc đời. Có lúc sư cô cho cá ăn trong khi Mickey ghi chép bệnh án. Nhìn dáng sư cô thấp thoáng bên bờ hồ, Mickey thoáng nghĩ nếu như sư cô không đi tu thì chắc hẳn sư cô rất đẹp và đã có một gia đình đầm ấm. Sau này, cuộc sống bận rộn cuốn hai người đi, chỉ mang cả hai lại gần khi sư cô đang nằm thoi thóp trong phòng mổ.

Càng nghĩ, Mickey càng thấy mình nợ sư cô. Mickey tự trách mình đã không theo dõi ca ung thư này kỹ hơn, lẽ ra cô phải bắt sư cô đi khám bác sĩ thường xuyên để biết khối u lớn thêm thế nào. Làm bác sĩ nhiều năm, Mickey sợ nhất là cảm giác bất lực khi nhìn thấy người thân của mình ra đi. Hôm nay Mickey có cảm giác đó. Cô cảm nhận được căn bệnh ung thư tuyến ức thật kinh khủng và cô linh cảm sẽ có chuyện chẳng lành.

Bác sĩ Taylor gọi lại cho Mickey, báo cho cô biết ca mổ thành công sau nhiều giờ. Hiện giờ, sư cô đã ổn định, và được chuyển qua phòng hồi sức. Mickey thấy nhẹ cả người. Cùng lúc, chồng Mickey, bác sĩ Fox cũng gọi điện từ New York City báo mẹ anh chỉ bị đột quỵ nhẹ và có khả năng hồi phục hoàn toàn.

Mickey thở phào. Nhìn ra ngoài trời đã tối om, cô nghĩ về những ngày sắp đến, nghĩ xem mình sẽ nói gì khi sư cô tỉnh lại.

"Mình vẫn còn duyên sư cô à...."

Anh xin lỗi

Buổi sáng mùa đông ở Michigan, bụi tuyết đóng thành từng mảng lờ mờ trên cửa sổ, con phố nhỏ vẫn còn ngái ngủ. Vài chiếc taxi màu vàng chạy vụt qua, để lại trên đường vài tảng khói trắng. Tôi hối hả chạy vào văn phòng để tránh cơn bão tuyết đang đến. Vào cửa, tôi giũ giũ chiếc áo khoác cho bụi tuyết rớt ra rồi máng lên vách.

Mới hơn tám giờ mà phòng chờ phía ngoài văn phòng đã bắt đầu chật chỗ. Như thường lệ, việc đầu tiên tôi làm khi bước vào văn phòng là bật máy tính, lướt nhìn lịch khám.

Khi thấy tên Thanh Nguyễn xuất hiện, tôi nhíu mày, nhấc điện thoại gọi ra quầy tiếp tân: "Bác Thanh hôm nay lại đến à?"

"Vâng, thưa bác sĩ. Hôm nay bác ấy đến vì đau lưng ạ", cô thư ký trả lời.

"Bác ấy vừa đến ba hôm trước mà?"

"Đúng vậy bác sĩ, tháng này bác ấy đến bốn lần rồi. Từ đầu năm đến giờ cũng hơn chục lần", cô thư ký nói tiếp. "Bác ấy không chịu đi xét nghiệm máu hay chụp hình ảnh gì cả."

"Okay, lát tôi sẽ nói chuyện đó với bác."

*

Từ một năm nay, bác Thanh là khách thường xuyên của phòng khám chúng tôi. Mỗi tháng bác đến vì nhiều lý do khác nhau, nhưng khám xong, bác không chịu đi xét nghiệm máu hay chụp hình vì cứ đinh ninh là mình khỏe.

"Thưa bác, ba hôm trước bác vừa đến đây vì đau bụng. Con có gửi bác đi xét nghiệm máu và chụp hình. Mấy lần trước con cũng muốn bác đi gặp bác sĩ chuyên khoa, nhưng bác vẫn không đi. Bác có nhớ không?"

"Tôi biết là bác sĩ có dặn, nhưng tôi làm biếng đi quá. Bác sĩ cũng biết rồi. Tôi sống một mình, nhà không có ai. Tôi lại không biết tiếng Anh."

"Hôm nay, vì sao bác đến đây?"

"Tôi đau lưng quá, uống thuốc hoài không hết."

"Hôm nay con sẽ gửi bác đi chụp hình. Bác phải đi chụp đấy nhé."

"Được rồi. Tôi sẽ đi mà."

Khám bệnh xong, tôi bước sang phòng kế bên để khám tiếp. Bỗng nhiên, có tiếng chuông reo khẩn cấp từ phòng vệ sinh. Tôi nhíu mày nhìn ra ngoài thì thấy cô y tá và trợ lý chạy vội vào phòng tôi đang khám. "Bác sĩ Trần ơi, bệnh nhân cần bác sĩ ở phòng vệ sinh!"

Tôi hối hả bước theo cô trợ lý.

Bác Thanh đang ngồi trên bồn cầu, quần tụt xuống đất. Ông cố đứng lên nhưng không đứng nổi, lại ngồi phịch xuống. Hai mắt ông nhắm nghiền. Hai tay ông cố bám vào tay vịn trong nhà vệ sinh. Khi ông ráng đứng lên lần nữa, thoáng hiện ra bên dưới là hai tinh hoàn sưng phồng, to đùng như trái bưởi. Cô trợ lý còn trẻ, đỏ mặt kinh hãi khi lần đầu tiên thấy tinh hoàn sưng to như vậy.

"Bác cứ ngồi yên đó", tôi bảo bác.

"Mau lấy xe đẩy cấp cứu, kiểm tra đường, huyết áp và chỉ số oxy", tôi la to.

Trưa hôm đó, tôi đưa bác vào nhập viện. Vài giờ sau, bác sĩ nội trú gọi tôi thông báo rằng bác Thanh có thể bị ung thư khi đọc hình ảnh CT bụng thấy khối u to ở thận phải. Buổi chiều, kết quả hình ảnh và xét nghiệm cho thấy bác bị ung thư thận phải, di căn lên gan, xương, hạch và chèn ép vào hạch bẹn dẫn đến sưng tinh hoàn.

Hết giờ làm việc, tôi thở dài khi đọc lại hồ sơ của bác. Điều lạ là trong hồ sơ không có tên gia đình, người thân trong trường hợp khẩn cấp, chỉ ghi là N/A (không có tên).

"Cô thư ký này, bác Thanh không có người thân tại Michigan à?"

"Tôi không rõ bác sĩ, tôi nghe nói là bác có người vợ ở khu chợ người Việt."

"Chị hỏi giùm tôi nhé, lát chiều tôi ghé."

Khu chợ người Việt ở thành phố Detroit đông đúc hơn vào cuối ngày. Đậu xe vào bãi, tôi thấy tuyết vẫn còn đóng băng, trong veo bên mép vũng nước trước chợ. Tôi lách qua vũng nước đọng phía trước quầy tính tiền, đi về phía khu bán rau quả trong chợ. Tuy là mùa đông, nhưng rau thơm, tía tô, tần ô, ớt tươi hay măng tươi vẫn có đầy đủ trong chợ, do được nhập từ California và Texas. Phía cuối quầy, một bác gái có vóc người thấp, đeo găng tay và mang đôi ủng đen đến đầu gối, mặt quấn khăn, đầu đội nón len ấp, đang cắm cúi lựa ra những cọng rau hư thối để qua một bên.

"Bác ơi cho con hỏi...", tôi lên giọng bắt chuyện.

"Chú mua cái chi?", bác gái hỏi, chất giọng mang hơi hướm của người miền Trung.

"Dạ, con không mua gì cả. Con chỉ hỏi có phải bác là bác Trang không ạ?"

"Tui đây, có chi hả chú?"

"Dạ thưa, có phải lúc trước bác là vợ của bác Thanh?"

Bác Trang đang khom người cúi đầu lặt rau, lập tức dừng lại. Bác Trang đứng lên, quay lại nhìn tôi dò xét:

"Chú là ai?"

"Con là bác sĩ Trần. Bác Thanh là bệnh nhân của con."

Ngưng một lát. Bác Trang hỏi dồn:

"Ổng chết rồi hả chú?"

"Dạ chưa, nhưng bác Thanh đang nằm viện."

"Ổng chết là đáng lắm, tôi không liên quan gì hết nhen bác sĩ."

"Con biết. Bác và bác Thanh đã ly dị lâu rồi", tôi tiếp tục thăm dò.

Một khoảng lặng xuất hiện, sau đó bác Trang hỏi tiếp:

"Ổng bệnh nặng không bác sĩ?"

"Thưa, nặng ạ."

"Bác sĩ chờ tôi xíu, để tôi xin phép ông chủ cho nghỉ một chút rồi ra nói chuyện với bác sĩ."

Bác Trang ngồi xuống, mân mê mấy cọng rau và nhìn về xa xăm...

*

"Hồi trước, tôi theo gia đình sang Mỹ định cư, còn ổng ở Việt Nam. Chúng tôi từng là hàng xóm của nhau lúc còn nhỏ. Trong một dịp về Việt Nam chơi, ổng bắt chuyện với tôi rồi làm quen. Lúc đó, tôi gần ba mươi tuổi. Thấy ổng nói chuyện vui, tôi quen ổng luôn. Lấy nhau xong, tôi làm giấy tờ bảo lãnh ổng qua đây.

Qua đây, tôi mới té ngửa vì ổng làm biếng quá. Tôi đã dốt tiếng Anh nên không đi làm được hãng xưởng của Mỹ, chỉ làm ở khu Việt Nam mấy chục năm nay. Còn ông chồng qua Mỹ không chịu đi học gì cả, chỉ ở nhà ngồi chơi, la cà cà phê tán dóc với bạn bè. Rồi tôi có con Ngọc, đẻ xong, ổng vẫn không chịu xin việc đi làm. Ổng chỉ quanh quẩn ở nhà, nấu ăn và đi lòng vòng cà phê cà pháo.

Năm con Ngọc mười tuổi, tôi chịu không nổi nữa nên ly dị. Ai dè lúc ly dị, tôi mới biết phải chia phân nửa căn nhà cho ổng. Tôi tức lắm bác sĩ à, nhưng luật pháp nói vậy nên tôi đành chịu. Tôi bán căn nhà, hai má con dọn ra ngoài thuê phòng ở. Sau này, tôi mua được căn nhà nhỏ hơn, con Ngọc cũng đã vào đại học.

Mấy chục năm rồi tôi không liên lạc với ổng nữa. Giờ bác sĩ nói ổng bị ung thư nặng lắm, nhưng tôi và ổng đã hết tình hết nghĩa rồi nên tôi cũng không biết làm gì nữa."

Tôi lặng im, chào bác ra về...

*

Hai hôm sau, bác Thanh than khó thở. Bụng ông phình to như bụng ếch. Da căng bóng. Siêu âm cho thấy nước tích đầy bụng. Bác sĩ lấy ra phải gần ba lít nước. Sau đó, ông thấy đỡ hơn hẳn. "Bác sĩ ơi...", ông thỏ thẻ với tôi trong một lần thăm khám.

"Dạ, bác nói đi", tôi ngồi xuống cạnh giường bệnh.

"Hồi trước, tôi có một người vợ ở đây, bả tốt lắm bác sĩ à. Nhưng bà ấy bỏ tôi rồi. Bác sĩ liên lạc với bả giùm tôi được không?"

"Có phải bác Trang ở khu chợ người Việt?"

"Đúng rồi bác sĩ. Ủa bác sĩ cũng biết à!"

"Hôm bác bị hôn mê, con đã tìm cách liên lạc với người nhà, dò la hỏi thăm thì tìm ra bác gái."

"Rồi sao bác sĩ, bả có khỏe không?"

"Bác gái khỏe. Chỉ có điều bác ấy không muốn vào bệnh viện thăm bác."

"Tôi biết mà, tôi tệ quá bác sĩ à..."

Tôi ngồi lặng bên giường ICU của bác Thanh. Trên tường, tiếng bíp bíp của nhịp tim đo qua máy điện tâm đồ EKG vẫn chạy đều đều.

"Bác Thanh, cho phép con hỏi bác điều này có thể hơi riêng tư. Vì sao từ lúc qua Mỹ đến giờ bác không đi làm?"

Bác Thanh im lặng một lát rồi nghẹn ngào nói:

"Tôi bị mù màu bác sĩ à."

"Sao cơ?"

"Từ nhỏ, tôi bị mù màu nhưng không dám nói ai biết, chỉ có mẹ tôi biết. Tôi chỉ biết màu xám, đen và trắng. Tuy vậy, tôi vẫn đến trường và đi học bình thường do mẹ tôi gửi gắm thầy cô giáo và có người làm bài giùm. Nhà tôi lúc đó cũng thuộc hạng khá giả trong xóm. Nhà của bà Trang là nghèo nhất xóm. Bà lớn hơn tôi hai tuổi."

Nước mắt lưng tròng, lấy hơi xong, ông lên giọng kể tiếp: "Nhưng vì vậy mà tôi dốt chữ, vì có biết chữ đâu mà đọc và viết. Năm lớp Chín, tôi nghỉ học vì không thể nào cứ chạy trường lớp mãi. Một năm sau, mẹ tôi bị tai nạn mất. Gia đình từ từ đi xuống. Tôi làm đủ thứ nghề chân tay mới sống được.

"Một lần, bà Trang về Việt Nam, hàng xóm gặp lại, thế là tụi tui quen nhau. Lúc đó, tôi định nói sự thật là tôi mù màu và dốt, nhưng sợ quê nên tôi giữ im lặng. Tôi nghe nói qua Mỹ có thể chữa được nên tôi ráng làm giấy tờ để đi.

"Qua đây rồi, tôi càng khổ hơn vì cả tiếng Anh lẫn tiếng Việt đều không biết. Từ đó tôi càng buồn, tự ái và không dám đi xin việc vì sợ người ta biết mình mù màu và dốt. Lúc ly dị vợ, tôi buồn lắm. Có một số tiền, tôi nghe lời người ta đi chữa bệnh mù màu, nhưng tôi bị gạt mất hết tiền vì không rành chữ nghĩa. Tôi chỉ muốn nhìn thấy chút màu sắc để có tinh thần đi học chữ và đi làm.

"Cuộc đời tôi sinh ra chỉ thấy một màu xám, đã vậy còn bị dốt đặc cán mai vì không đọc, viết được. Bác sĩ nghĩ xem nếu vậy thì tôi sống trên đời để làm gì nữa?

"Giờ tôi bị ung thư, tôi nghe nói là sẽ chết sớm chứ cũng không biết ung thư là bệnh gì hết."

"Bác Thanh ơi, bác gái có biết bác bị mù màu không?"

"Không, bả đâu có biết."

Chiều hôm đó, tôi ghé qua khu chợ Việt Nam tìm bác gái kể lại câu chuyện. Nghe kể xong, bác Trang mắt đỏ hoe và không nói gì.

Trưa hôm sau, tôi đi thăm khoa ICU một vòng trước khi về lại phòng khám tư của mình. Khi đi ngang qua phòng bác Thanh, tôi ngạc nhiên thấy bác Trang đang ngồi trong đó và có một chậu hoa hồng đỏ trên bàn nữa.

Tôi nhẹ nhàng đẩy cửa kính, bước vào phòng. Bác trai đang nằm yên trên giường ngủ say, hơi thở khò khè nặng nhọc. Cái bụng vẫn to trướng, nhưng đã đỡ hơn lúc mới vào. Trên tay bác Thanh cầm nhánh hoa hồng. Bác gái ngồi trên ghế, chân duỗi ra, đầu dựa vào tường ngủ say.

Tôi đứng lặng một hồi, ngước nhìn bịch nước biển và thuốc hóa trị đã gần cạn đầu giường, kế bên là cột máy bơm thuốc giảm đau đã vơi phân nửa. Tôi đoán bác trai ắt phải rất đau khi ung thư di căn đến xương. Đang định bước ra ngoài thì tôi nghe giọng bác trai.

"Bác sĩ, bác sĩ..."

Tôi quay lại nhìn.

"Sao tự nhiên tôi thấy được màu rồi bác sĩ. Cái bông này màu đỏ phải không bác sĩ?"

"Bác nói sao? Bác thấy màu đỏ à?", tôi ngạc nhiên hỏi.

"Thiệt. Tôi thấy bông này màu đỏ nè. Mặt bà vợ tôi cũng màu đỏ. Mặt bác sĩ cũng hơi đỏ nhưng không đỏ bằng mặt của vợ tôi."

Tôi kiểm tra lại lần nữa thì đúng là bác thấy được màu thật, nhưng chỉ thấy được sắc đỏ và hồng, còn lại các màu khác vẫn thấy là màu xám. Tôi hỏi bác sĩ chuyên khoa mắt thì biết được mù màu đỏ và xanh lá cây là loại thường gặp nhất, kế đó là mù màu xanh dương và vàng. Mù hết nhiều màu và chỉ thấy mọi thứ là màu xám như bác Thanh quả thật rất hiếm.

Bác Trang, người vợ đã ly dị của bác Thanh, lúc đó cũng vừa thức giấc, lí nhí chào tôi:

"Cảm ơn bác sĩ. Sáng nay, ổng thú nhận với tôi là từ xưa đến giờ ổng mù màu và dốt đặc. Giờ tôi mới hiểu vì sao ông này không bao giờ chịu xin đi làm."

Bác Thanh ráng nén đau, gượng cười nhìn người vợ cũ. "Anh xin lỗi", ông nói.

"Bác sĩ biết không, tôi không tin ổng bị mù màu nên xuống căng tin mua chậu hoa hồng lên hỏi ổng màu gì. Ổng nói màu xám bà à! Tôi nghe xong mà khóc quá trời. Cả đời tôi đâu có biết là mù màu khổ vậy. Ổng thấy tôi khóc nên cũng khóc ngất theo."

Tôi ngạc nhiên kéo ghế lại gần để hỏi:

"Nhưng... bác trai mới bảo thấy được màu đỏ mà..."

"Thì tôi đâu có biết bác sĩ. Ổng khóc quá trời quá đất luôn. Ổng khóc như thể là con nít với tôi. Rồi nói xin lỗi tôi cả trăm lần. Khóc xong, ổng lau nước mắt thì tự nhiên bảo thấy bông hoa có màu đỏ."

"Hả!!!", tôi há hốc miệng.

"Sao giống phim viễn tưởng vậy bác?", tôi hỏi tiếp.

"Tôi thấy màu thật bác sĩ à."

Theo thói quen, tôi bước về phía máy tính, định bật trang UpToDate - chương trình online hướng dẫn các phác đồ điều trị mới nhất, để xem các trường hợp mù màu sau đó thấy màu sẽ tiên lượng thế nào. Tôi cũng nghĩ đến trường hợp ung thư vào giai đoạn cuối di căn lên não sẽ tạo ảo giác hay tăng áp lực võng mạc. Nhưng rồi tôi đổi ý, không muốn tìm ra nguyên nhân vì sao bác trai tự nhiên thấy màu nữa.

Tôi đóng cửa, chào hai bác, quay bước ra ngoài. Lúc khép cửa, tôi ngoái lại nhìn chậu hoa đỏ rực trên bàn và cành hoa hồng trên tay bác trai lần nữa. Chẳng phải bác trai từng muốn thấy được màu sắc một lần trong đời sao? Có thể mai này, bác sẽ không còn được thấy màu sắc nữa, hoặc cũng có thể bác vẫn sẽ thấy. Nhưng điều quan trọng, cuối cùng bác gái đã hiểu vì sao hơn ba mươi năm ở Mỹ, bác trai chưa bao giờ đi xin việc.

Chữ xin lỗi ở lúc cuối đời, dù muộn màng, nhưng đã giúp bác Thanh thấy lại màu sắc.

Tiệm bánh mì bên dòng suối

Bản tin Hoàng, con trai của bà Tâm chủ tiệm bánh mì, tự tử làm dậy sóng cộng đồng người Việt ở một làng chài miền Nam nước Mỹ. Tiệm bán bánh mì của bà Tâm từ lâu được xem là minh chứng cho thành công của người Việt tại Mỹ. Hai vợ chồng bà Tâm qua Mỹ gần hai mươi năm, bắt đầu từ bang California, làm phụ bán bánh mì ở quận Cam. Cuộc sống ở California đắt đỏ, lại không có công việc chuyên môn, hai vợ chồng bà Tâm cùng Hoàng lúc đó phải sống trong một ga-ra sửa lại thành nhà, chỉ có giường ngủ, bếp, góc học tập, và một nhà vệ sinh cho cả gia đình.

Bà Tâm nghe người khác kể về cuộc sống tại các bang gần biển ở miền Nam nước Mỹ có khí hậu giống Việt Nam, đặc biệt là giá nhà rẻ và chi phí sinh hoạt thấp. Một căn nhà ba phòng ngủ mới xây chỉ khoảng hơn hai trăm ngàn đô-la. Sau khi dành dụm được hơn một ngàn đô-la, gia đình bà Tâm quyết định dọn qua Louisiana, một tiểu bang miền Nam để làm lại từ đầu.

Hai vợ chồng dọn đến một làng chài có nhiều người Việt làm nghề đánh cá, mở tiệm bánh mì thịt kiểu Việt Nam. Thời gian đầu, hai vợ chồng tự làm hết mọi việc, từ làm thịt, nướng bánh mì, làm dưa chua đến bỏ mối ở các tàu đi biển. Ông bà còn nghĩ cách làm ra kiểu bánh mì đặc biệt cho dân chài ở vùng này. Loại bánh mì thịt làm sẵn, có thể để trong tủ lạnh hay ngăn đá, khi muốn ăn chỉ cần bỏ vào lò vi sóng hâm, rất tiện cho dân đi biển xa vài ngày. Tiệm của bà Tâm nhanh chóng ăn nên làm ra, khiến cuộc sống của hai vợ chồng càng tất bật.

Hoàng được gửi vào trường học gần nhà. Cậu bé sáng sủa, thông minh, nhanh chóng vươn lên dẫn đầu lớp sau vài năm đã quen với ngôn ngữ tiếng Anh. Tiệm bánh mì càng đắt khách thì hai vợ chồng bà Tâm càng ít có thời gian cho Hoàng. Sau hơn chục năm an cư ở vùng đất mới, gia đình bà đã có hai tiệm bánh mì cùng hàng chục căn nhà cho thuê. Nhà bà Tâm trở thành tâm điểm cho cộng đồng người Việt tại đây, với cơ ngơi đồ sộ gần chục phòng ngủ, khoảng sân cỏ rộng rãi, hồ bơi nước xanh trong, khu vườn trái cây trĩu quả. Gia đình bà Tâm có tất cả những gì người Mỹ muốn có trong "giấc mơ Mỹ."

Nhưng, bà Tâm còn một khát khao mãnh liệt hơn: Bà muốn Hoàng trở thành bác sĩ tại Mỹ. Như vậy, gia đình bà sẽ có đủ cả danh vọng lẫn tiền tài.

Hoàng biết mẹ muốn mình học bác sĩ nên cố gắng từ những năm học trung học. Thật lòng, Hoàng không thấy hứng thú chút nào với nghề bác sĩ kê toa thuốc rồi mổ xẻ bệnh nhân mà chỉ thích làm hoạ sĩ.

Những năm học phổ thông, Hoàng nổi bật với bề ngoài điển trai, chiều cao hiếm người Việt nào sở hữu được, làn da rám nắng và thân hình vạm vỡ do tập gym thường xuyên. Bà Tâm và chồng càng tự hào hơn khi thấy con mình chẳng những học giỏi mà còn rất đẹp trai. Hoàng đứng đầu hầu hết các lớp trong trường, nhất là các môn nghệ thuật, ngoài ra chàng còn chơi bóng bầu dục rất cừ và tốt nghiệp phổ thông hạng xuất sắc. Ngày Hoàng được trường chọn đọc diễn văn tốt nghiệp, bà Tâm và chồng không kìm được nước mắt do mừng và tự hào về đứa con duy nhất của mình. Bà đi chùa khấn vái cho con sớm vào đại học và sau này tốt nghiệp sẽ được nhận vào trường y.

Hoàng vào đại học, chọn ngành khoa học sức khỏe để chuẩn bị nộp đơn vào trường y sau này theo ý ba mẹ. Bà Tâm thắc mắc là sao con bà học giỏi vậy lại không chọn những trường lớn nổi tiếng nước Mỹ như Columbia, Yale hay Harvard mà đi qua hệ thống của trường đại học Texas gần nhà. Bà Tâm không biết lý do chính Hoàng chọn học đại học ở bang gần nhà là vì Johnny, người Hoàng đã đem lòng yêu từ lúc còn học phổ thông.

*

Từ lớp mười một, Hoàng đã thấy mình chỉ quan tâm đến nam giới mà không bị thu hút bởi các cô gái. Hoàng gặp Johnny trong một lần chơi thể thao và thích ngay dáng người nhỏ con nhưng săn chắc của Johnny. Cả hai nhanh chóng làm bạn và yêu nhau.

Johnny là du học sinh từ Việt Nam. Từ nhỏ, Johnny cũng không quan tâm đến con gái, chỉ quan tâm đến con trai. Ba mẹ Johnny phát hiện ra điều này và hai vợ chồng lên kế hoạch gửi con đi du học để tránh cái nhìn dò xét của hàng xóm. Gia đình Johnny chọn cho con mình một trường đại học nhỏ ở một tiểu bang miền Nam để giảm nhẹ học phí và tránh những nơi đông người Việt.

Áp lực gia đình và văn hóa châu Á đã không cho Hoàng cơ hội thành thật với ba mẹ về tình yêu với Johnny. Mỗi bữa cơm, bà Tâm đều nhắc đến tương lai huy hoàng của con trai mình, lúc đó bà sẽ mở phòng mạch tư cho Hoàng khi chàng tốt nghiệp trường Y, rồi Hoàng sẽ có vợ hiền cùng những đứa trẻ xinh xắn. Bà cũng siêng đi chùa hơn, vì thầy bảo Hoàng sẽ còn đi xa nữa.

Những năm đầu đại học, Hoàng học chỉ vì ráng làm vui lòng ba mẹ. Chàng định sẽ thử nộp đơn vào trường y, nhưng hy vọng bị rớt để ba mẹ không trách cứ.

Nhưng rồi gia đình Johnny gặp chuyện bên Việt Nam. Ba Johnny bị đột quỵ do hút thuốc quá nhiều, không thể đi làm nữa. Gia đình Johnny nhanh chóng lâm vào khó khăn, không thể gửi tiền học cho Johnny ở Mỹ. Nếu không đóng đủ học phí đắt đỏ, Johnny sẽ bị trục xuất về Việt Nam.

Hoàng quyết định giúp người yêu. Chàng không muốn thấy Johnny bị trục xuất khỏi nước Mỹ.

Hoàng xin thêm tiền của ba mẹ, nói dối là để đầu tư cho việc học, nhưng thật ra là để đóng học phí cho Johnny. Bà Tâm ngạc nhiên khi thấy Hoàng hỏi xin hơn chục ngàn tiền học mỗi học kỳ, nhưng vì thương con và tin vào khả năng học tập của con, hai vợ chồng vẫn chu cấp đầy đủ. Trong suốt hai năm, Hoàng là người đã lo lắng chuyện học hành, tiền bạc cho Johnny. Càng nhận tiền của ba mẹ, Hoàng càng áy náy và tự hứa sẽ ráng học nhiều hơn.

Nhưng các khóa sinh học, hóa học, làm lab, vi sinh... ngày càng khiến Hoàng ngán ngẩm. Chuỗi phản ứng dây chuyền Krebs, mấy chục cái tên Amino Acid, hay những con vi khuẩn sao toàn chữ Latin khó nhớ, dù chàng có thể thuộc tên cả trăm hoạ sĩ làu làu.

Cuộc sống của Hoàng ngày càng căng thẳng mà không biết thổ lộ cùng ai. Johnny cũng đang buồn lòng vì gia đình bên Việt Nam nên học hành sa sút.

Năm thứ tư đại học, Hoàng tập trung học để chuẩn bị thi MCAT, là kỳ thi sinh tử để vào được trường y. Chàng thi thử và nhận kết quả chỉ đạt 25%, nghĩa là chắc chắn sẽ rớt nếu nộp đơn vào trường. Cùng năm đó, chàng nhận tin các môn học mùa xuân của mình chỉ được điểm B, một con điểm thấp nếu nộp vào trường y. Tệ hơn, môn sinh hóa của chàng còn bị điểm C. Hoàng hụt hẫng, thất vọng và bất ngờ về mình. Chàng không ngờ lúc xưa thủ khoa phổ thông mà hôm nay chỉ vừa đủ điểm đậu đại học và điểm MCAT quá tệ.

*

Một buổi trưa, Hoàng quyết định bỏ học thi MCAT, thất thểu qua thăm Johnny để chia sẻ. Chàng định gọi điện báo, nhưng điện thoại hết pin nên đi thẳng đến khu nhà trọ Johnny ở. Hoàng muốn Johnny dọn về sống với mình nhưng sợ ba mẹ biết nên kiếm một căn nhà trọ có thể chia tiền phòng để Johnny ở, cách khá xa với nhà trọ của Hoàng.

Thấy Hoàng đến, chủ nhà trọ người Mễ vẫy tay chào. Hoàng không có chìa khóa nhà, nhưng may mắn gặp được anh chủ ở đây, nên anh ta mở cửa cho Hoàng đi thẳng lên phòng của Johnny. Vừa đến gần, Hoàng nghe Johnny đang lớn tiếng phân trần với ai đó.

Hoàng hồi hộp nhón người nhìn vào khe cửa. Johnny đang đứng sát một anh Mỹ trắng, lên giọng giải thích. Đột nhiên, anh chàng Mỹ trắng to cao không nói gì, ôm eo Johnny kéo vào lòng và hôn lên môi. Trái tim Hoàng như thắt lại. Chàng lùi dần từng bước, thấy mắt mình mờ đi, suýt chút nữa là ngã cầu thang.

Ra xe, Hoàng khóc như mưa. Chàng nhớ đến ba mẹ cực khổ nuôi nấng mình, nhớ đến giấc mơ có con là bác sĩ của gia đình và mối tình trong bí mật của chàng hơn năm năm qua.

Hoàng về nhà nằm thừ ra giường, nhìn lên cái quạt trần đang xoay vù vù như chế giễu. Hoàng lấy tờ giấy, viết ra vài dòng.

"Con xin lỗi ba mẹ, con không thích ngành Y, con không muốn làm bác sĩ. Con cũng muốn nói rằng con là người đồng tính và con có người yêu. Vĩnh biệt ba mẹ..."

Hoàng khóc nức nở cả đêm. Tối đó, Johnny gọi cho Hoàng mấy lần nhưng chàng đều không bắt máy. Chàng định viết rất nhiều cho Johnny nhưng rồi lại thôi. Gấp lá thư lại, Hoàng nốc hết cả hộp thuốc Acetaminophen.

Buổi sáng, như thường lệ, bà Tâm gọi điện cho Hoàng từ khá sớm vì hôm qua mới chuyển tiền cho chàng. Bà ngạc nhiên là Hoàng không bắt máy dù đã gọi đến năm cuộc và chưa đến giờ Hoàng đi học. Linh tính người mẹ mách cho bà biết có chuyện chẳng lành, bà gọi chồng đánh xe lên nhà Hoàng ở gần trường.

Bà Tâm rụng rời khi thấy Hoàng nằm bất động trên giường, hơi thở thoi thóp như cá trên thớt, mồ hôi đầm đìa khắp người. Bà lập tức gọi 911 đưa Hoàng vào bệnh viện.

Bác sĩ cấp cứu báo cho bà Tâm biết con trai bà bị ngộ độc thuốc cấp tính, nghi là tự tử. Hoàng uống hơn hai mươi viên Acetaminophen nên vừa vào viện đã đau bụng và nôn mửa. Xét nghiệm cho thấy men gan tăng rất cao, gan bị sưng và Hoàng bất tỉnh. Bác sĩ nhanh chóng súc ruột và cho Hoàng uống thuốc kháng độc.

Đến ngày thứ hai, Hoàng đã có thể mở mắt. Bà Tâm mừng quá, nhưng chưa kịp nói câu nào thì chàng lại mê man tiếp. Đến chiều, da của Hoàng vàng đi, bụng bắt đầu căng trướng và dưới da đã có những đốm xuất huyết li ti. Bác sĩ giải thích đây là giai đoạn nguy hiểm nhất trong quá trình ngộ độc thuốc, khi gan đã bị tổn thương trầm trọng.

"Bác sĩ ơi, làm ơn cứu con tôi!", bà Tâm khóc, khụy xuống giường năn nỉ bác sĩ.

"Thưa bà, chúng tôi luôn cố gắng hết sức và Hoàng đã nhận các chữa trị mới nhất. Chúng tôi cũng liên hệ với trung tâm chống độc quốc gia và đã thực hiện theo các hướng dẫn chữa trị", bác sĩ Christopher giải thích cho vợ chồng bà Tâm.

Hoàng vẫn mê man, chàng nằm viện đến nay đã là ngày thứ năm. Johnny cũng thường xuyên vào thăm. Hôm vào bệnh viện, vừa nhìn cách Johnny nắm tay con trai bà, bà Tâm biết ngay Johnny chính là người yêu của Hoàng.

Bà và chồng không nói gì suốt mấy ngày qua. Bà Tâm khóc cả tuần nay, người tiều tụy hẳn đi. Chồng bà cũng không buồn đánh răng, rửa mặt. Hai ông bà như già thêm chục tuổi. Buổi tối, bà quỳ gối đọc kinh cả đêm cầu nguyện cho Hoàng tai qua nạn khỏi.

Bà nghĩ lại thấy mình có lỗi ghê gớm khi ép con học làm bác sĩ. Bà tự trách mình sao không tìm hiểu Hoàng thật sự muốn học ngành gì. Bà thấy mình ích kỷ, chỉ nghĩ đến ước muốn bản thân mà không nghĩ đến con. Bà là lý do khiến con mình bị stress và càng buồn hơn khi biết về xu hướng tính dục thật của Hoàng. Thế là ước mơ có cháu nội của bà sẽ không bao giờ thành hiện thực.

Bà hỏi chuyện Johnny và cũng biết là Hoàng đã giúp đỡ Johnny suốt mấy năm qua khi gia đình gặp khó khăn tài chính. Bà vừa thương vừa giận Johnny vì đã làm con trai duy nhất của bà nằm mê man sắp chết.

Đến ngày thứ sáu, Hoàng đã có phản ứng. Chàng mở mắt. Da còn vàng nhưng các vết xuất huyết đã giảm bớt.

"Con muốn gì, yêu ai thì ba mẹ cũng ủng hộ."

Vừa nhìn thấy con mở mắt bà Tâm đã nói ngay. Nói xong bà không kìm được lại khóc thút thít.

"I love you", Johnny đứng kế bên nói nhỏ, nắm tay Hoàng lay nhẹ.

Hoàng cố mở mắt nhìn mọi người, nhưng mệt quá nên lại nhắm mắt chìm vào mê man. Hoàng thấy mình đang đi bộ trên một đồng cỏ vàng, có tiếng chim hót ríu rít và tiếng suối chảy róc rách. Chàng tò mò đi tới bỗng thấy có hai người đang đứng ở mé con suối. Nhìn gần hơn, Hoàng nhận ra là ba mẹ đang đi lấy nước về làm bánh mì. Ngước nhìn sang bên kia con suối, chàng thấy Johnny đang đứng nhìn với ánh mắt buồn bã, vẫn dáng người nhỏ nhắn, săn chắc như lần đầu gặp gỡ khi chơi bóng bầu dục năm lớp mười một.

Hoàng chăm chú nhìn ba mẹ, thấy họ đang cặm cụi múc từng gáo nước đổ vào thùng gỗ trên bờ để vò bột bánh mì. Hoàng thấy bàn tay sần sùi gân guốc của mẹ sưng đỏ lúc làm bánh, càng đỏ hơn khi múc nước. Chàng thấy bóng ba mình khòm lưng rửa từng cục giò lợn trước khi để vào nồi luộc. Nước suối chảy trong vắt, nhanh chóng gột rửa miếng thịt bụi bặm đầy máu me trên tay ba trở nên trắng hếu hồng hào. Rồi hình ảnh tiệm bánh mì của ba mẹ những ngày mới chuyển đến tiểu bang này xuất hiện. Chàng thấy mình những ngày còn bé, đang ngồi khoanh tay bên bàn học, trong lúc ba mẹ tất bật nhét thịt nhét rau bán cho các vị khách đang đứng xếp hàng.

Hoàng định quay người bỏ đi, nhưng đột nhiên mẹ chàng ngưng múc nước vào thùng. Bà đứng dậy, vội vàng xô đổ thùng nước đi về phía Hoàng. Ba chàng cũng ngừng rửa thịt bên suối, ông rũ tay cho khô, châm thêm điếu thuốc, rồi từ từ bước tới.

Hoàng muốn bỏ chạy nhưng ánh mắt của mẹ, điếu thuốc của ba làm Hoàng ngừng lại. Chàng đứng yên trong giây lát, rồi bắt đầu bước về phía ba mẹ.

...

Ngày thứ bảy, Hoàng mở mắt lần nữa. Vẫn ba mẹ đang ngồi bên giường. Hoàng im lặng, nước mắt chảy thành dòng khi mẹ vuốt tóc mình.

"Con xin lỗi ba mẹ..."

Hoàng thấy mình thật ngu ngốc khi tự tử.

Các chỉ số men gan và thận của Hoàng sau khi tăng liên tục trong năm ngày qua đã ổn định lại và bây giờ thì giảm dần. Men gan của Hoàng là dấu hiệu chính của sưng nhiễm độc gan đã giảm xuống. Da chàng bớt vàng, có sắc hồng, các mụn đỏ cũng từ từ lặn đi, cho thấy mạch máu và gan đang hoạt động trở lại.

Ngày thứ tám trong ICU, Hoàng dần hồi phục. Chàng đã tự ngồi dậy và có thể dùng đồ ăn nhẹ, nhưng vẫn còn cảm giác khó chịu như muốn nôn mửa. Bụng chàng vẫn còn hơi đau nhưng men gan đã ổn định và chức năng thận dần hồi phục.

Chiều hôm đó, khi chỉ còn Johnny và Hoàng trong phòng. Hoàng nhìn Johnny nhẹ nhàng nói: "Trước ngày tự tử, anh có đến tìm em."

Johnny giật mình, mặt đổi sắc, thoáng hiểu ra lý do Hoàng tự tử.

"Anh đã thấy em và người kia hôn nhau", Hoàng nhìn thẳng vào mắt Johnny, lúc này đã lưng tròng nước mắt.

"Em xin lỗi, nhưng câu chuyện không phải vậy...", Johnny lí nhí, hai tay nắm lấy tay Hoàng.

Hoàng thở dài một hơi, nhìn ra ngoài cửa sổ, rồi lại nhìn Johnny: "Sau chuyện này, anh nhận ra từ trước đến giờ anh luôn sống vì người khác. Anh ráng học ngành Y cho ba mẹ vui lòng. Anh đã luôn nghĩ cho em. Nhưng giờ anh sẽ lo cho mình, sẽ sống cho mình."

Johnny khóc nấc thành từng tiếng.

"Em có thể kể hết mọi chuyện cho anh được không? Dù thế nào, anh cũng muốn biết."

Johnny gật đầu.

Johnny biết Adam, anh chàng Mỹ trắng to cao, khi cả hai học cùng lớp Coding (viết mã máy tính) học kỳ trước. Adam rất giỏi viết Code và đã bắt đầu thực tập tại một công ty về IT ở Thung lũng Silicon, California. Johnny cũng đang học về ngành này nên nhanh chóng kết bạn với Adam và muốn được học hỏi nhiều hơn từ người bạn tài năng.

Johnny nghĩ đến gia đình bên Việt Nam và mối tình hiện tại với người yêu, chàng nhận ra mình phải đi làm kiếm tiền để phụ giúp gia đình và giảm bớt gánh nặng cho Hoàng nên mở lời nhờ Adam dạy kèm các lớp Coding để có thể đi làm thêm sau này. Nhờ có Adam kèm mà Johnny học rất nhanh, chàng đã có thể viết một vài chương trình nho nhỏ bằng Javascript như hẹn giờ báo thức hay nghe nhạc ngẫu nhiên.

Sau vài lần gặp gỡ, Johnny biết Adam cũng là người đồng tính. Johnny có linh tính Adam thích mình, nhưng vẫn giữ khoảng cách như bạn bè. Ngày mà Hoàng lên tìm Johnny, Adam có hẹn lên nhà Johnny học thay vì học ở thư viện.

Hôm đó, Adam thú nhận rằng đã thương Johnny và muốn mối quan hệ đi xa hơn. Sau khi nghe Johnny thú thật là quen Hoàng, Adam đột nhiên nổi nóng, anh lớn tiếng cho rằng Johnny nói dối để từ chối tình cảm của mình vì chưa từng thấy Hoàng gặp Johnny. Trong lúc Johnny giải thích, Adam kéo Johnny vào lòng và ôm hôn, nhưng bị từ chối, đẩy ra.

"Em yêu anh và chỉ yêu mỗi mình anh", Johnny nắm tay Hoàng thút thít. "Em sẽ không gặp Adam nữa và tìm cách khác học Coding."

Nghe Johnny kể xong, Hoàng im lặng không nói gì.

Chàng nhớ lại lời bác sĩ bảo rằng đa số người tìm cách tự tử đều cảm thấy áp lực và bế tắc, nhưng quan trọng nhất là họ thường có những vấn đề tâm lý lâu dài như bệnh trầm cảm hay lo lắng. Hoàng nhớ lại mình đã bị trầm cảm và lo âu từ những năm phổ thông khi biết mình phải ráng học ngành mình không thích do áp lực từ ba mẹ.

Cứ thế, việc phải học thật giỏi cộng thêm áp lực không được sống thật với xu hướng tính dục của mình ngày càng tăng theo thời gian, cộng thêm áp lực về tài chính, thất bại trong chuyện học và khúc mắc trong tình cảm gần đây khiến Hoàng không thể chịu đựng nổi.

Ngày thứ chín, Hoàng có thể tự đi vệ sinh, ăn uống và không còn nôn mửa. Chàng đã lấy lại chút sức lực để tự ngồi dậy.

Ngày thứ mười, Hoàng được đưa ra khỏi ICU.

“Bác sĩ có tin là có thiên đường không?”, Hoàng hỏi bác sĩ Christopher trong lúc khám bệnh.

“Ý anh là sao?”, Bác sĩ Christopher hỏi lại.

“Tôi nghĩ là tôi đã đi dạo một vòng trên thiên đường trong những ngày qua”, Hoàng vừa nói vừa nghĩ về cánh đồng, con suối và hình ảnh ba mẹ trong giấc mơ.

Bà Tâm mừng rỡ thu dọn đồ đạc trong phòng ICU để chuẩn bị xuống khoa nội. Đột nhiên, bà ghé người nói nhỏ với Hoàng.

“Con hãy học những gì mình thích... Ba mẹ cũng không cản con yêu ai.”

“Dạ. Cảm ơn ba mẹ đã hiểu. Con sẽ học làm họa sĩ”, Hoàng khẽ đáp và nhìn lên trần, nơi có ánh đèn trắng buốt lạnh lùng hôm nào bật sáng khi chàng được đẩy vào.

“Con muốn vẽ tranh treo trong ICU.”

Hoàng nói tiếp, mơ hồ nghĩ về những cảnh đẹp của cánh đồng, của dòng suối và cả tiệm bánh mì chàng sắp vẽ. Căn phòng ICU trắng buốt này chắc sẽ tươi hơn nếu có những bức tranh đầy màu sắc của Hoàng.

Ân nhân từ kiếp trước

"Ông ơi, tôi nè...." Bà Sìn cầm tay ông lắc nhẹ, nước mắt lưng tròng khi thấy ông Sìn tỉnh lại sau ca mổ ghép thận kéo dài hơn năm tiếng đồng hồ.

Ông Sìn dần mở mắt, chầm chậm nhìn xung quanh căn phòng ICU kính trong suốt. Ông nằm giữa phòng, đứng bên phải ông là bác sĩ phẫu thuật ghép thận, bác sĩ ICU, cô điều dưỡng, bác sĩ nội trú, và bên trái là người vợ hơn ba mươi năm chung sống. Mọi người đều nhìn ông vừa trở về từ cõi chết và mỉm cười, thở phào.

Nhưng ông Sìn lại hơi hụt hẫng khi nhìn khắp phòng không thấy Kathy, cô bác sĩ thường đến khám bệnh cho ông mỗi ngày mà ông cực kỳ quý mến. Ca mổ này cũng do Kathy đăng ký và thuyết phục ông. Vậy mà giờ đây, khi ông đã mổ xong thì không thấy cô đến thăm. Ông nắm chặt tay bà Sìn lần nữa, nhìn mọi người xung quanh thầm cảm ơn.

Từ ba năm nay, ông Sìn chưa bao giờ đi gặp bác sĩ. Hai vợ chồng hiếm muộn, không có con, đi làm đầu tắt mặt tối. Ông làm trong một hãng điện tử, còn bà làm ở cửa hàng giặt ủi.

Cứ mỗi sáng sớm, hai vợ chồng lái hai chiếc Toyota Camry và Corolla, hòa vào dòng người tấp nập trên xa lộ I-10 từ vùng ngoại ô West Covina hướng về Los Angeles đi làm. Ở tuổi gần sáu mươi, hai ông bà vừa mua được căn nhà ở ngoại ô, lại không có con cái, nên vẫn cần mẫn đi làm để chi trả tiền nhà hằng tháng.

Có bảo hiểm của hãng, bà Sìn thúc giục mãi ông Sìn mới chịu đi khám bác sĩ. Ông Sìn qua Mỹ lúc hơn hai mươi tuổi. Ông không hút thuốc, không uống rượu, lại chịu khó tập thể dục thời trẻ nên không bao giờ nghĩ mình bệnh. Ông Sìn nhìn khá trẻ so với tuổi gần sáu mươi. Nghe bà vợ cằn nhằn mãi, ông quyết định đi khám bệnh, chủ yếu để vui lòng bà.

Bác sĩ gia đình khám xong, cho ông đi xét nghiệm máu. Kết quả xét nghiệm cho thấy mọi thứ đều ổn, ngoại trừ chức năng lọc thận của ông giảm, chỉ có 45ml/phút. Thông thường, chỉ số lọc thận GFR là trên 60ml/phút ở người bình thường. Bác sĩ gia đình cho siêu âm thận thì không thấy gì bất thường, nên chuyển ông qua bác sĩ chuyên khoa thận theo dõi.

Bác sĩ chuyên khoa thận đề nghị làm sinh thiết để tìm hiểu vì sao thận ông lại suy trong khi mọi thứ khác vẫn ổn. Ông không hề bị tiểu đường hay cao huyết áp, là hai căn bệnh hàng đầu phá hoại thận. Ông Sìn sau khi nghe bác sĩ thận mô tả lấy sinh thiết bằng cách chọc một cây kim bự vào lấy tế bào, bèn thấy sợ nên quyết định không làm. Ông hẹn sẽ quay lại gặp bác sĩ, nhưng lẳng lặng không đến khám nữa. Ông chỉ nói với bà Sìn là bác sĩ thận sẽ theo dõi kỹ.

Ông Sìn từ nhỏ đã sợ dao kéo, kim chích. Do một lần ông đi khám răng, nha sĩ chích không đủ thuốc tê vẫn đè ông xuống nhổ răng. Từ đó ông sợ kim chích, thề rằng có chết cũng không bao giờ đi mổ.

Cuộc sống bận rộn khiến ông Sìn quên đi tái khám. Hơn một năm sau, bà Sìn thấy sức khỏe ông ngày càng xuống dốc. Ông Sìn thường chạy bộ cách ngày mà hai tháng nay ông không chạy nổi. Cả người ông mệt mỏi, đặc biệt hai bàn chân sưng vù, da khô và mỏng đi. Bà Sìn sợ quá, ép ông phải đến gặp bác sĩ gia đình.

Xét nghiệm lại thì thấy thận của ông Sìn bị hư nặng, chuyển qua suy thận cấp IV. Chỉ số lọc thận lúc này chỉ còn 15ml/phút. Do thận hư nên ông Sìn bắt đầu bị cao huyết áp, bụng tích nước và men gan tăng cao.

Ông Sìn ráng đi làm nhưng cơ thể suy yếu không thể làm nổi, phải xin nghỉ. Bà Sìn từ lúc chồng bệnh càng cực hơn. Bà xin làm thêm tại một nhà hàng Việt cuối tuần để có thêm thu nhập bù vào tiền nhà trả góp.

Chỉ trong một năm mà sức khỏe ông Sìn giảm sút như xe tuột dốc không phanh. Ông bà gặp bác sĩ thận, theo dõi uống thuốc nhưng vẫn không cải thiện được bệnh thận. Các triệu chứng sưng phù chân, mệt mỏi, và đau nhức vẫn còn. Dù vậy, lúc này ông Sìn còn đi tiểu được. Mỗi ngày, ông ráng đi bộ lòng vòng trong nhà và làm những việc lặt vặt trong lúc đợi vợ đi làm về.

Bà Sìn tìm mọi cách để chữa trị bệnh thận cho chồng, từ thuốc Tây qua bốc thuốc Nam. Bà còn xem quảng cáo trên Facebook mấy lọ thuốc chuyên chữa trị bệnh suy thận rất hiệu nghiệm, bảo đảm thận sẽ phục hồi trong thời gian ngắn. Lại còn có mấy ông bác sĩ người Mỹ xí xố kể chuyện bệnh nhân đã hết suy thận chỉ sau ba tháng uống thuốc. Bà mừng lắm, liền nhờ bà bạn mua giùm thuốc này theo đường dẫn trên Facebook.

Đến khi nhận hóa đơn, bà giật mình vì phải trả trên ba trăm đồng cho ba hộp thuốc, trong khi đi khám bác sĩ chỉ phải trả hai mươi đồng tiền khám và năm đồng tiền thuốc. "Sao thuốc mua trên mạng mắc dữ vậy?"

"Thì thuốc mắc mới hiệu quả chứ?", bà bạn mua giùm thuốc giải thích.

Một tuần sau, có một thùng thuốc được gửi đến tận nhà. Bà Sìn nhận thuốc, hồi hộp mở ra thì thấy có ba hộp thuốc to bằng nhựa màu khác nhau. Mỗi hộp đều có nhãn ghi rất nhiều chữ, tiếng Việt có, tiếng Hoa có, cả tiếng Anh nữa. Trên đó còn dán kèm đủ thứ hình ảnh mà bà Sìn hay thấy trên báo như logo của FDA (Cục Quản lý Dược phẩm Hoa Kỳ) và các chữ viết tắt khó hiểu. Thấy các lọ thuốc có nhiều chữ và hình ảnh, bà càng tin tưởng đây sẽ là thuốc giúp chồng bà bớt bệnh. Bà vẫn chưa nói cho chồng biết về nguồn gốc của thuốc này, định khi nào ông hết bệnh, bà mới kể rằng mình đã cất công tìm mua thuốc cho ông như thế nào.

Mỗi ngày, bà cho ông Sìn uống mỗi thứ hai viên như lời dặn trên Facebook. Ông Sìn không thắc mắc gì vì mọi thứ thuốc xưa giờ đều do vợ ông lo cả.

Uống được hai tuần, ông Sìn chẳng những không đỡ bệnh mà còn nặng hơn. Chân ông sưng căng đau đến mức không đi lại được vì các khớp cứng đờ. Ông đột nhiên cảm thấy khó thở khi đi đứng, là triệu chứng mà ông chưa bao giờ gặp trong đời. Cơn khó thở ngày càng nặng hơn, nhất là về đêm. Một buổi tối, đang ăn cơm thì ông Sìn ôm ngực khó thở, mặt tím tái. Bà Sìn sợ quá, lập tức gọi 911.

Xe cấp cứu nhanh chóng đưa ông vào bệnh viện.

*

Tại phòng cấp cứu, bác sĩ chẩn đoán ông Sìn bị suy thận cấp tính, chức năng lọc thận chỉ còn 5 ml/phút, thận gần như không còn hoạt động. Tệ hơn, ông Sìn còn bị suy tim cấp tính do hư thận, chỉ số ép tim chỉ còn 25% (chỉ số này bình thường là trên 55%). Khi thận không lọc được, máu dồn ngược về tim, khiến tim phải ráng bơm máu mạnh hơn. Cuối cùng thì quả tim ông Sìn càng mệt hơn, dần dẫn đến suy tim. May mà ông không bị đột quỵ hay nhồi máu cơ tim, là những biến chứng thường gặp khi bệnh nhân bị suy thận cấp tính.

Bác sĩ cấp cứu hỏi kỹ hơn mới biết ông Sìn đang uống gần cả chục viên thuốc lạ mỗi ngày. Khi bà Sin đưa hộp thuốc thì bác sĩ bảo đấy là thực phẩm chức năng, không phải thuốc, và không có nguồn gốc rõ ràng. Bà Sìn nghe vậy liền thắc mắc: "Bác sĩ ơi, sao tôi thấy trên lọ có in logo FDA và đủ thứ nhãn trên đó mà. Vậy đó không phải là thuốc hả bác sĩ?"

"Thưa bà, thuốc chữa bệnh phải do bác sĩ kê toa và hiệu thuốc cung cấp. Còn hộp này bà mua trên Facebook, đâu cần toa bác sĩ hay hiệu thuốc", vị bác sĩ cấp cứu lớn tuổi giải thích cặn kẽ. "Thêm nữa, cơ quan FDA không quản lý hay cấp phép thực phẩm chức năng. Bà nên hỏi bác sĩ gia đình trước khi cho chồng bà uống bất kỳ thứ gì vì thận của ông yếu lắm."

Bà Sìn tự trách mình đã quá tin mấy quảng cáo. Nghĩ lại, bà thấy ông bác sĩ già ở phòng cấp cứu nói đúng. Toa thuốc phải do bác sĩ kê sau khi chẩn đoán và khám bệnh, với lại phải có nguồn gốc rõ ràng và qua nhà thuốc kiểm duyệt trước khi đưa cho bệnh nhân.

Sau khi đã điều trị ổn định ở phòng cấp cứu, ông Sìn phải nhập viện để chạy thận khẩn cấp và tiếp tục theo dõi bệnh suy tim.

Bà Sìn cảm thấy có lỗi vì đã vô tình cho ông uống thuốc không rõ nguồn gốc, dẫn đến quả thận vốn đã yếu của ông bị hư hoàn toàn.

"Ông ơi, ông đừng giận tôi nhe. Tôi xin lỗi", bà sụt sùi nói khi nghe tin ông Sìn sẽ được chuyển vào khoa nội tổng quát.

"Tôi biết bà thương tôi mà. Không sao đâu, bác sĩ sẽ chữa hết bệnh cho tôi."

Ông Sìn quay qua, nắm tay nhìn bà an ủi.

Sau vài giờ nằm chờ ở phòng cấp cứu, buổi tối ông Sìn được đưa lên lầu ở khu điều trị nội trú.

*

Sáng thức dậy, những tia nắng chiếu qua khung cửa kính rọi vào tận phòng, ông Sìn mơ màng nhìn xung quanh. Đây là lần đầu tiên ông thức dậy trong bệnh viện. Cả đời ông vốn ghét kim chích, ghét bác sĩ, và ghét bệnh viện, vậy mà bây giờ ông nằm đây. Ông Sìn thở dài nhìn sang bên cạnh thấy bà Sìn đang nghiêng đầu ngủ ngon lành trên chiếc ghế dài ở góc phòng.

"Chào bác Sìn", một giọng tiếng Việt lơ lớ vang lên.

"Hả, cô kêu tôi?", ông Sìn giật mình khi thấy một cô bác sĩ dáng người nhỏ nhắn, mặc blouse trắng bước vào phòng, lại nói được tiếng Việt. Hôm ở phòng cấp cứu, hai ông bà phải cố gắng lắm mới hiểu được ông bác sĩ cấp cứu nói gì. Giờ thì may quá, hình như cô bác sĩ này nói được tiếng Việt.

"Dạ thưa, bác tên Sìn đúng không?"

"Vâng, tôi là Sìn."

"Cháu là Kathy, bác sĩ nội khoa của bệnh viện này."

"Dạ chào bác sĩ, bác sĩ nhìn trẻ quá", ông Sìn nhoẻn cười làm lộ hàm răng ố vàng của mình.

"Dạ, con cảm ơn bác. Hôm nay bác thấy trong người thế nào?"

"Hôm nay tui khỏe hơn rồi, tối qua nằm dưới phòng cấp cứu khó chịu quá. Cũng may được đưa lên đây lúc nửa đêm nên tui ngủ được chút."

"Dạ, bác có đi tiểu được chưa?"

Ông Sìn tự nhiên thấy mắc cỡ vì dẫu sao ông cũng là đàn ông và đúng là dạo này ông đi tiểu rất ít. Bà Sìn lúc này đã thức dậy, liền trả lời vì biết chồng mình đang mắc cỡ.

"Sáng nay tui thấy ổng đi tiểu không được nhiều bác sĩ à. Thận của ổng sao rồi bác sĩ?"

"Sáng nay xét nghiệm cho thấy chức năng thận của bác trai đã có chút phục hồi, đã lên được mức 10ml/phút, nhưng chỉ số khác cho thấy các chất thải trong máu như amoniac vẫn còn tăng cao. Tụi con sẽ đặt ống tĩnh mạch ở cổ bác để chạy thận tạm thời, lọc bớt chất thải."

"Tôi sẽ chạy thận trong bao lâu thưa bác sĩ?", ông Sìn thắc mắc.

"Dạ, tùy vào cơ thể bác. Trước mắt tụi con sẽ chạy một vài hôm để tim và thận bác có thời gian hồi phục."

Nghe Kathy giải thích bệnh tình một cách kỹ lưỡng, ông bà Sìn thấy an tâm hơn. Cả hai thở phào nhìn nhau. Ông Sìn tự nhiên thấy vui vì có người nói tiếng Việt với mình trong bệnh viện. Vừa gặp mặt Kathy, ông đã có cảm tình với cô, vì ở cô bác sĩ trẻ này có cách cư xử chân thật và gần gũi, không phách lối như một vài bác sĩ khác mà ông đã gặp.

Chợt bà Sìn hỏi Kathy: "Ủa, bác sĩ là người Việt gốc Hoa hả?"

"Dạ, sao bác biết?", Kathy hỏi lại.

"Tôi thấy bảng tên cô là Kathy Hua nên tôi đoán cô là người Hoa vì họ Hua hay họ Hứa là người Hoa,"

"Dạ, ba má con gốc Hoa nhưng con sinh ra và lớn lên ở Sài Gòn."

"Quận nào ở Sài Gòn vậy bác sĩ?", ông Sìn chen vào.

"Dạ ở Chợ Lớn."

"Chợ Lớn hả, tụi tui hồi xưa cũng ở Chợ Lớn nè. Hồi xưa nhà ba má bác sĩ ở đường nào?" Ông Sìn chợt lên giọng hồ hởi khi thấy mình sắp gặp đồng hương.

"Con nhớ ba con nói là đường Phùng Hưng hay Nguyễn Hưng gì đó", Kathy nhăn trán ráng nhớ lại vì lâu rồi không ai hỏi về gốc gác nhà cô.

"Ông ơi, ba má cô này chắc là hàng xóm với mình vì nhà mình gần chợ Kim Biên, gần với đường Phùng Hưng", bà Sìn vui vẻ nói.

"Chắc bác sĩ qua Mỹ lúc còn nhỏ?", ông Sìn hỏi tiếp.

Bác sĩ Kathy từ người thăm khám chữa bệnh, giờ trở thành người bị bệnh nhân phỏng vấn.

"Dạ lúc con chín tuổi."

"Cô nói tiếng Việt giỏi quá, chắc ba mẹ ở nhà dạy nhiều lắm phải không?"

"Dạ."

Nghe nhắc đến ba mẹ, Kathy chỉ cười buồn vì giờ đây cô không còn ba mẹ nữa. Kathy vội đứng lên, muốn kết thúc cuộc nói chuyện.

"Sáng mai con sẽ ghé qua thăm hai bác tiếp. Trong lúc ở đây, cần gì hai bác cứ nhắn với y tá thì con sẽ ghé qua."

"Cảm ơn bác sĩ", ông Sìn nói theo khi Kathy bước ra khỏi phòng.

Chào tạm biệt hai vợ chồng, Kathy rảo bước qua phòng kế tiếp thăm khám cho những bệnh nhân mới nhập viện tối qua. Kathy là bác sĩ nội khoa của bệnh viện nên làm việc theo ca mười hai tiếng, từ bảy giờ sáng đến bảy giờ tối. Cô làm liên tục bảy ngày rồi nghỉ bảy ngày.

Khám bệnh xong cũng gần trưa, Kathy về lại văn phòng mình. Cô mở gói bánh mì sandwich mang từ nhà để ăn trưa. Ăn xong, cô ngồi thừ ra một lát vì chợt nhớ đến câu hỏi lúc sáng của ông Sìn về ba mẹ mình.

Kathy qua Mỹ khi chín tuổi. Ba cô được anh hai bảo lãnh theo diện anh chị em. Vừa qua Seattle được hai tháng, cả gia đình Kathy bị sốc, phải dọn ra khỏi nhà của người anh vì việc bảo lãnh gia đình Kathy làm bà chị dâu không vừa lòng. Căn nhà của người anh hai vốn đã cũ, lại nhỏ và đông đúc, giờ phải gồng thêm bốn người chân ướt chân ráo từ Việt Nam qua nên không đủ chỗ tá túc cho cả hai gia đình.

Thế là gia đình Kathy bốn người dọn vào một căn phòng cho thuê gần đó. Ba má Kathy đi làm tất bật từ sáng đến tối trong khi Kathy bắt đầu chập chững học lớp bốn còn cậu em thì chuẩn bị lên lớp một.

Gần một năm sau, gia đình Kathy thuê được căn nhà nhỏ ở Tacoma, một thành phố nhỏ phía Nam Seattle, để cả gia đình có chỗ ở rộng rãi hơn. Ông Kha, ba Kathy, quyết tâm làm hai công việc cả ngày lẫn đêm để có tiền mua căn nhà nhỏ cho gia đình. Dẫu vẫn còn ấm ức chuyện bị đuổi ra khỏi nhà nhưng ông không trách cứ gì vì dẫu sao người anh hai cũng đã bảo lãnh cả nhà ông qua đây.

Buổi sáng ông Kha đi làm ở một xưởng điện tử cho hãng máy bay, tối đến ông nhận làm thêm chân bảo vệ trong một khu chợ người Mexico. Mẹ của Kathy thì tranh thủ đi học làm nail buổi sáng, buổi tối thì nhận đồ về nhà may. Dù ba mẹ ít có thời gian cho mình, Kathy vẫn chăm chỉ học hành và dần làm quen với môi trường mới.

Năm mười ba tuổi, Kathy gặp cú sốc đầu đời khi biết tin mẹ cô bị ung thư vú ở tuổi năm mươi. Mẹ Kathy do đi làm cả ngày nên không có thời gian thăm khám bác sĩ, đến khi khối u quá lớn, di căn lên não thì đã muộn. Sau cú sốc mất mẹ, Kathy buộc ba mình phải định kỳ đi khám bác sĩ. Lúc này, ông đã bị cao huyết áp, tiểu đường và suy thận mạn tính.

Khi Kathy vào phổ thông, cô đã nghĩ đến chuyện muốn học thành bác sĩ sau này. Đến khi tốt nghiệp, chuẩn bị vào đại học, thì ông Kha bị suy thận đến cấp 4, phải chạy thận một năm sau khi cô vào đại học. Kathy từ chối những trường ở xa và chọn một trường nhỏ gần nhà để tiện bề chăm sóc ông Kha. Ban ngày đi học, chiều tối Kathy đi bán trà sữa.

Lên năm ba đại học, nhà nghèo, lại vừa đi học vừa đi làm vất vả nên Kathy không còn nhiều thời gian để chăm sóc ba cô. Đến khi ba cô bị biến chứng đột quỵ liệt nửa chân bên trái sau khi chạy thận được ba năm thì Kathy phải xin nghỉ học một năm ở nhà lo cho ba mình.

Bác sĩ thận đề nghị Kathy xin cho ba cô vào danh sách chờ ghép thận. Nghe nói danh sách chờ phải rất lâu và cơ hội để bệnh nhân được ghép thận hiếm xảy ra. Kathy vẫn xin cho ba cô vào danh sách với hy vọng sẽ có phép mầu xuất hiện. Trong lúc chờ đợi ghép thận, Kathy âm thầm đi kiểm tra xem mình có thể hiến thận cho ba không, nhưng không may là hệ miễn dịch của Kathy và ba cô không tương thích nên cô không thể hiến tặng quả thận được.

Ông Kha mòn mỏi chờ hai năm vẫn chưa được ghép thận, lại không may bị trượt chân té ngã khi đi tắm. Cú ngã làm ông bị gãy xương chân, phải vào bệnh viện mổ điều trị. Trong lúc ở bệnh viện, cơ quan ghép thận báo tin vui với Kathy là đã có người hiến thận có thể phù hợp với ông Kha. Kathy và em trai nghe tin mừng như trúng số độc đắc. Cô nghĩ đến tương lai xán lạn sắp đến khi ba cô không còn phải chạy thận mà thấy hân hoan trong lòng. Cô thầm cảm ơn người mẹ quá cố đã phù hộ cho ba cô.

Vì ba Kathy vẫn còn chữa trị gãy xương trong bệnh viện nên bên cơ quan ghép thận đề nghị khi ba cô hồi phục hoàn toàn mới tiến hành thủ tục.

Trong thời gian chờ ông Kha hồi phục xương thì chẳng may ông lại bị biến chứng đột quỵ, khiến ông khó nói và khó nuốt đồ ăn. Ông phải dùng tay ra dấu nhiều lần mỗi khi muốn nói chuyện. Ông lại phải vào ICU vì viêm nhiễm trùng phổi do tràn thức ăn vào phổi kèm theo bị lờn thuốc kháng sinh.

Bên cơ quan ghép thận sau khi xem xét tình trạng thì báo Kathy biết rằng ông Kha sẽ không đủ sức để mổ thận và khả năng hồi phục rất thấp do cơ thể ông quá yếu lúc này. Người được nhận thận phải có một sức khỏe nhất định mới có thể mổ.

Ông Kha nằm ở ICU thêm một tháng thì mất. Kathy suy sụp tinh thần lần nữa. Cô đau buồn vì những tưởng ba cô có thể được ghép thận và hồi phục, thế mà bây giờ ông Kha đã bỏ hai chị em cô lại.

Vậy là Kathy mồ côi cả cha lẫn mẹ khi vừa tốt nghiệp đại học. Cô và đứa em trai, Ken, nương tựa vào nhau. May mắn là hai chị em đều chịu khó học tập nên cuộc sống dần bớt vất vả. Kathy nghĩ mình cũng may mắn khi ở khu ít người Việt nên hai chị em bắt buộc phải học tiếng Anh và sớm hòa đồng vào cuộc sống người bản xứ.

Kathy vào được trường Y, còn người em trai Ken học luật bên New York. Chỉ còn một mình Kathy ở Seattle làm nội trú chuyên khoa. Sau khi xong nội trú chuyên khoa, cô dọn về Los Angeles làm bác sĩ cho đến nay.

Chỉ một câu hỏi đơn giản của ông Sìn về cha mẹ và nguồn gốc Chợ Lớn làm bao nhiêu kỷ niệm trong cô trỗi dậy. Kathy nhớ lại toàn bộ khoảng thời gian khó khăn của mình, nhớ những lần ông Kha vào ICU và những lần cô bật khóc vì tưởng ba không qua khỏi. Và nhớ nhất là lần hy vọng tràn trề khi cô nhận tin báo ba cô được tặng thận.

Hôm sau, Kathy quay lại, báo cho ông bà Sìn biết là bệnh suy tim của ông đã đỡ hơn.

"Hôm nay chỉ số ép tim của bác trai tốt hơn rồi, đã lên được 40%. Tim bác trai sau khi được nghỉ ngơi thì hy vọng thận của bác cũng sẽ hồi phục", Kathy từ tốn giải thích.

"Tôi có phải chạy thận cả đời không bác sĩ?", ông Sìn lo lắng hỏi.

"Con không chắc. Bác nhập viện lần này do suy thận cấp tính trên nền mạn tính, nghĩa là tổn thương mới chồng lên tổn thương cũ khiến thận khó phục hồi hoàn toàn. Nếu thận của bác phục hồi được như lúc chưa vào bệnh viện thì bác vẫn chưa cần chạy thận."

Ông Sìn cúi nhìn xuống đất, tưởng tượng mình sẽ ra sao nếu sống quãng đời còn lại bằng chiếc máy lọc thận. Ông nghe nói tỉ lệ tử vong của người chạy thận rất cao, khoảng phân nửa sẽ tử vong trong vòng năm năm. Ông năm nay mới gần sáu mươi, nếu năm năm nữa ông chết thì bà Sìn làm sao đây. Nghĩ đến đây, nước mắt ông tự dưng chảy dài.

“Hai bác có con cái, người thân gì không? Hai bác có muốn con gọi báo tin và giải thích bệnh không?”, Kathy hỏi khi chợt nhớ là hình như không có con cái hay người thân nào vào thăm ông Sìn cả.

“Tụi tui không có con cái, chỉ có hai vợ chồng”, hai ông bà nhìn nhau rồi ông Sìn chậm rãi nói.

“Ổng cũng muốn có con nhưng tui không sinh được nên hai vợ chồng ở vậy đến giờ.” Bà Sìn giải thích.

Kathy thấy không khí trong phòng chợt chùng xuống. “Sáng mai con sẽ quay lại thăm hai bác nhé. Bác trai ráng lên nhé”, Kathy nói khi khám bệnh cho ông Sìn xong.

Vài ngày sau, chức năng thận của ông Sìn dần cải thiện. Ông được ngừng chạy thận nhân tạo và cho về nhà.

Về nhà được vài tuần thì thận ông Sìn lại bị suy cấp tính lần hai. Lần này tim của ông yếu hơn trước, chỉ số ép tim lại giảm xuống còn 20%. Men gan của ông cũng bắt đầu tăng trở lại. Ông được nhập viện để chạy thận nhân tạo. Lần nhập viện này, ông gặp lại bác sĩ Kathy.

“Vậy là tôi phải chạy thận cả đời hả bác sĩ?”, ông buồn bã hỏi Kathy.

"Thưa bác, có thể là vậy. Lần trước thận của bác quá yếu, chỉ hồi phục được vài tuần thì bị suy tiếp. Bác sĩ gia đình của bác cũng đã kiểm soát tiểu đường và huyết áp tốt nhưng thận bác vẫn hư chứng tỏ hai quả thận đã quá yếu."

"Không còn cách nào khác hả bác sĩ?"

Cô chợt nghĩ đến trường hợp của ba mình năm xưa. Kathy trả lời: "Dạ, nếu như có người cho thận thì bác có thể không phải chạy lọc thận."

"Thiệt hả bác sĩ, ghép thận có phải tốn nhiều tiền?", bà Sìn vội chen vào, vì bà nghe nói bên Việt Nam ghép thận phải tốn rất nhiều tiền và đôi khi phải bỏ tiền ra mua quả thận. Bà có bà bạn vì ghép thận cho chồng mà phải bán cả nhà cửa ruộng vườn.

"Thận là hiến tặng nên người bệnh sẽ không phải trả tiền, còn chi phí mổ ghép thận thường do hãng bảo hiểm và chính phủ sẽ trả."

Nghe đến đây, ông Sìn chợt thấy bùng lên hy vọng mãnh liệt. Ông nghe nói người chạy thận nhân tạo thường sẽ chết sau vài năm do các biến chứng. Ông sợ phải để lại bà Sìn một mình lo cho căn nhà mới mua. Ông biết ông không còn trẻ, nhưng sáu mươi tuổi vẫn chưa phải là già.

Thế là ông Sìn bắt đầu chạy thận nhân tạo ba lần một tuần tại bệnh viện Kathy làm. Kathy cũng giúp ông đăng ký và khám bệnh sàng lọc để xem ông có đủ tiêu chuẩn nhận ghép thận hay không.

Vài tuần sau, bên cơ quan ghép thận báo cho ông Sìn biết sức khỏe và hồ sơ của ông đủ tiêu chuẩn để nhận thận. Bây giờ thì ông chỉ việc chờ có người hiến tặng và nếu như thận được hiến và cơ thể ông tương thích với nhau thì ông sẽ được tiến hành phẫu thuật. Cuộc sống hai vợ chồng già dần ổn trở lại. Chỗ hãng làm của ông Sìn cho phép ông đi làm ba ngày một tuần, còn bà Sìn vẫn làm chỗ cũ.

Thấm thoắt ông Sìn đã chạy thận được nửa năm. Thỉnh thoảng giờ nghỉ trưa, Kathy hay ghé qua khu lọc thận để thăm hai ông bà.

Từ ngày khám bệnh nói chuyện, Kathy cảm thấy quý mến hai vợ chồng già neo đơn này. Vợ chồng ông Sìn cũng rất quý mến Kathy mỗi khi cô đến thăm, nhất là bà Sìn cứ hay nắm tay cô hỏi chuyện.

Một lần thăm khám xong, bà Sìn kéo tay Kathy ra ngoài hỏi nhỏ:

"Cô bác sĩ ơi, nếu tôi muốn cho chồng tôi thận thì có được không?"

"Dạ được chứ. Nhưng bên trung tâm ghép thận phải khám xem bác gái có đủ tiêu chuẩn không, và quan trọng là cơ thể hai người phải tương thích với nhau."

"Tiêu chuẩn để cho thận là gì vậy bác sĩ?"

"Thường là cơ thể người cho quả thận phải khỏe mạnh, không có các bệnh truyền nhiễm hay ung thư, tinh thần minh mẫn và có thể chịu đựng được phẫu thuật."

"Tôi bị tiểu đường thì có làm được không bác sĩ?"

"Dạ, bác gái phải để bên trung tâm ghép thận khám mới biết ạ."

Kathy giới thiệu bà Sìn đến trung tâm ghép thận. Khi điều dưỡng ghép thận hỏi về bệnh tiểu đường, bà Sìn nói thật là tiểu đường của bà từ lúc ông Sìn bị bệnh đến giờ không kiểm soát. Xét nghiệm cho thấy chỉ số Ha1c tiểu đường của bà đến 9% (chỉ số bình thường là dưới 6,5%) và huyết áp luôn ở mức 160/110 do thường xuyên bị áp lực.

Bà Sìn khi biết mình không đủ tiêu chuẩn cho thận thì buồn lắm. Bà linh cảm ông Sìn sẽ không sống lâu nếu cứ chạy thận nhân tạo mặc dù Kathy có nói rằng nhiều bệnh nhân chạy thận vẫn sống tốt hai mươi đến ba mươi năm, miễn là họ biết cách chăm sóc cơ thể.

“Tại sao bà không hỏi ý kiến tôi?”, ông Sìn lớn tiếng khi biết bà Sìn có ý định hiến thận.

“Tui thương ông mà, tui chỉ muốn lo cho ông thôi”, bà Sìn sụt sùi, đầu cúi xuống đất. “Tui không muốn thấy ông chạy thận hoài, ông dễ bị biến chứng lắm. Lỡ ông có chuyện gì thì tui sống ra sao?”

“Nhưng nếu bà cho tui thận, bà chỉ còn một trái thận thì làm sao bà sống?”

“Tui vẫn sống tốt ông à. Tui có hỏi kỹ bác sĩ rồi. Người hiến thận vẫn sống khỏe mạnh cả đời dù chỉ còn một trái thận.”

“Nhưng nếu bà cho tui thận thì tui áy náy lắm, vì lỡ bà có chuyện gì khi mổ thì tui sống làm sao?”

Hai ông bà im lặng nhìn nhau, trong phòng chỉ còn tiếng máy lọc thận chạy cọc cạch nhè nhẹ.

Dù chạy thận ổn định, ông Sìn thỉnh thoảng vẫn phải nhập viện do gặp các biến chứng nhẹ. Có lần ông bị nhiễm trùng máu nằm ở khoa nội một tuần. Bác sĩ Kathy vẫn tiếp tục chữa trị cho ông.

Lần đó trước khi ông Sìn xuất viện, bà Sìn nắm tay Kathy thủ thỉ.

"Cuối tuần này bác sĩ có rảnh không, ghé qua nhà tôi ăn tối nhé. Chỉ có hai vợ chồng ở nhà thôi."

Kathy chưa bao giờ ghé nhà bệnh nhân. Cô là người tách bạch rõ ràng giữa chuyên môn và tình cảm. Tuy nhiên, gần một năm nay khám bệnh, Kathy cảm nhận được sự chân thật của hai vợ chồng. Cô suy nghĩ một lát rồi vui vẻ nhận lời.

Cuối tuần nghỉ, Kathy lái xe đến thăm hai ông bà Sìn. Từ xa lộ I-10, cô lái xe rẽ vào con đường hơi quanh co hướng lên núi. Nhà hai ông bà Sìn nằm ở góc khuất trên một con đường nhỏ. Căn nhà một tầng tuy cũ nhưng nhìn sạch sẽ, ngăn nắp. Phía trước nhà là một góc vườn có làm hòn non bộ.

Cô bấm chuông, bà Sìn vui vẻ chạy ra đón Kathy.

"Bác sĩ biết không, cô là vị khách đầu tiên đến nhà đó", bà Sìn nhìn Kathy tự hào nói. Từ lúc mua căn nhà này, hai ông bà vốn không có nhiều bạn bè, càng ít rủ ai đến chơi.

Vừa vào nhà ngồi, Kathy đã thấy sẵn mâm cháo đậu đỏ nước dừa nghi ngút khói trên bàn. Bà Sìn đã múc sẵn một tô cháo đậu đỏ lớn để giữa bàn. Xung quanh là đĩa dưa leo muối vàng nâu xắt nhỏ từng lát trộn với ớt đỏ, kế bên là đĩa tép cháy kho vàng rực và hai hột vịt muối luộc sẵn cắt ra, bên trong lòng đỏ vàng có chút nước dầu chảy ra viền. Mùi nước dừa béo ngậy từ tô cháo đậu đỏ làm bụng Kathy réo lên.

Cô giật mình vì lâu lắm rồi mới có dịp ăn cháo đậu đỏ, quan trọng hơn, đây là món ba cô hay nấu cho chị em cô ăn lúc nhỏ. Kathy nhớ những buổi sáng cuối tuần lúc còn ở Tacoma, Washington, ba cô hay nấu món cháo đậu đỏ cho hai chị em Kathy ăn. Trời mùa đông ở Tacoma lạnh buốt với những cơn mưa dai dẳng, hai chị em Kathy rúc trong nhà vừa hít hà tô cháo đậu đỏ nóng hổi vừa nhìn ra ngoài trời. Còn ông Kha ngồi nhìn hai chị em ăn cháo mà thấy ấm lòng.

"Con biết món này không? Đây là món người Hoa hay nấu", bà Sìn hỏi.

"Dạ biết chứ. Món này hồi xưa ba con hay nấu cho con ăn lúc còn sống."

"Ba của bác sĩ mất lâu chưa?", ông Sìn hỏi thăm.

"Dạ lâu rồi bác."

Kathy cảm giác món cháo đậu đỏ mang cô trở về không khí ngày xưa, khi ông Kha còn sống. Lần đầu tiên, Kathy có cảm giác ấm cúng giữa Los Angeles từ lúc cô dọn từ Seattle về đây một mình.

Kathy thoải mái kể cho hai ông bà nghe về gia đình cô lúc mới qua đây, lúc mẹ Kathy mất, rồi đến lượt ba cô. Giờ đây, cô và người em trai mỗi người một nơi.

"Vậy thì mai mốt con cứ đến đây ăn cháo đậu đỏ với hai bác nhé", bà Sìn nói, nắm lấy tay Kathy.

“À, tóc con dính này”, bà Sìn vừa nói vừa vuốt lá cây vương lên tóc Kathy do chiều nay vào nhà cô phải lách người tránh tán cây thấp trước cổng.

Kathy trỗi lên cảm giác xúc động khó tả. Cô chợt nhớ lúc nhỏ, mẹ cô vẫn hay vuốt tóc cô. Nước mắt Kathy chảy ra. Cô nhanh chóng quay mặt đi chỗ khác để ông bà Sìn không thấy.

Tối đó về nhà, Kathy nằm trăn trở nhớ đến ba mẹ, nhất là ông Kha, và nghĩ đến hoàn cảnh ông bà Sìn. Cô thấy hình bóng ba cô ở ông Sìn.

Sáng hôm sau không phải ngày trực nhưng Kathy vẫn ghé qua trung tâm ghép thận. Cô xin làm thủ tục ghép thận cho ông Sìn.

Anh chàng điều dưỡng ghép thận giải thích với Kathy một lần nữa:

“Bác sĩ Kathy, chắc cô cũng biết là người hiến thận có thể hiến cho người thân quen hay người xa lạ. Trường hợp của cô thì cô đã biết mình muốn hiến tặng cho ông Sìn nên chúng tôi sẽ làm xét nghiệm kiểm tra mức độ tương thích của cô và ông Sìn.”

“Nhưng tôi muốn hiến thận ẩn danh được không? Tôi không muốn ông Sìn biết tôi là người cho thận?”

“À để tôi xem lại các điều lệ ghép thận và xem ông Sìn có ký tên đồng ý nhận quả thận ẩn danh hay không.”

Vài tuần sau, Kathy nhận tin là cơ thể cô tương thích với ông Sìn. Kathy có thể hiến tặng quả thận cho ông Sìn và cô cũng có thể giữ thông tin người tặng bí mật. Bằng cách này, ông Sìn sẽ không biết cô là người đã cho thận.

Kathy gọi điện báo tin cho Ken, em trai của cô, là cô sẽ hiến thận.

“Chị định hiến thận cho ai? Người nhận thận của chị có biết không?”, Ken hỏi lại.

Kathy suy nghĩ một lát rồi nói: “Chị biết, nhưng chị sẽ không nói người đó là ai.”

Ken im lặng rồi hỏi tiếp: “Chị có chắc không?”

Ken vốn biết tính của Kathy từ nhỏ, muốn làm gì thì sẽ làm nên anh không ngăn chị mình. Ken chỉ lo là Kathy đang sống một mình nên sẽ vất vả sau phẫu thuật. Còn Kathy phải thông báo điều này cho Ken biết vì cô phải để số điện thoại người thân trong trường hợp khẩn cấp.

“Chị không sao. Cảm ơn em nhé. Trường luật sao rồi em trai?”, Kathy pha trò.

Nói chuyện với Ken xong, Kathy thấy nhẹ nhõm.

*

Một buổi trưa, bà Sìn gọi điện Kathy báo tin:

“Cô ơi, có người cho thận ông Sìn rồi”, bà Sìn nói như reo trong điện thoại. “Cuối tuần này con ghé nhà bác nhé. Hai bác muốn cảm ơn con đã giúp làm giấy tờ và gợi ý chuyện này. Bác không ngờ là ông trời thương vợ chồng bác quá.”

Kathy im lặng ở đầu dây bên kia. Nước mắt cô bỗng chảy ra. “Dạ, chiều con sẽ ghé qua”, cô đáp.

Tối đó, ông bà Sìn nấu món cháo đậu đỏ, lần này kèm theo món thịt heo hầm củ sen để tẩm bổ cho ông Sìn.

"Tôi không biết nói sao để cảm ơn bác sĩ và cảm ơn ân nhân giấu mặt đã cho chồng tôi quả thận", bà Sìn trầm ngâm. "Từ hôm biết tin đến giờ, tụi tui không ngủ được đó bác sĩ."

Buổi tối trước khi về, bà Sìn chợt nắm tay cô hỏi:

"Có cách nào cảm ơn ân nhân giấu mặt không bác sĩ?"

"Con nghĩ có một cách là bác trai nhớ giữ sức khỏe và phục hồi sau khi mổ, khi đó người tặng thận sẽ thấy an lòng vì tấm lòng của mình đã giúp cho bác trai."

Bà Sìn gật đầu tiễn Kathy ra cửa.

Một tuần trước khi mổ, ông bà Sìn gọi điện mời Kathy đến nhà, bảo là có chuyện quan trọng.

"Hai bác có chuyện muốn bàn với bác sĩ", bà Sìn mở lời khi Kathy vừa ngồi xuống ghế.

"Con biết không, hai bác quý con lắm. Từ lúc gặp con đến giờ hai bác thấy cuộc đời bớt cô quạnh hẳn."

"Dạ", Kathy cảm động nói.

"Tuần sau bác trai mổ rồi. Người ta nói ca mổ này thường thành công, tuy nhiên cũng có khi sẽ có biến chứng. Vì vậy, hai bác định để tên con là người uỷ quyền trong trường hợp bác trai có chuyện gì."

Kathy giật mình chưa biết nói sao vì chính cô cũng sẽ làm phẫu thuật để lấy quả thận.

"Hai bác không có con cái hay người thân bên Mỹ, chỉ có miếng đất còn ở Việt Nam. Nếu bác và bác trai có chuyện gì sau này, hai bác muốn con lo giùm cho bác miếng đất đó và căn nhà này. Con đừng từ chối nha, ở đây hai bác không có ai ngoài con hết."

Kathy muốn khóc, cô không ngờ ông bà Sìn thương cô như con ruột và tin tưởng giao hết mọi thứ cho mình. Kathy gật đồng đầu ý.

Mọi việc diễn ra suôn sẻ. Ca ghép thận thành công. Ông Sìn ở bệnh viện thêm vài tuần rồi chuẩn bị về nhà. Quả thận mới thích nghi tốt với cơ thể ông. Chỉ trong vài tuần, ông Sìn đã có thể đi tiểu và hai cổ chân bớt sưng. Ông vẫn chạy thận, nhưng giảm xuống còn hai lần một tuần. Riêng có một điều ông bà Sìn vẫn thắc mắc là đã gần một tháng rồi sao Kathy không xuất hiện ở bệnh viện, hay đến thăm hai ông bà mặc dù bà đã gọi điện cho Kathy vài lần.

Bà Sìn nhớ là sau khi ông Sìn phục hồi, cô điều dưỡng có đưa một lá thư của Kathy cho ông bà.

"Thưa hai bác, con có việc phải đi gấp nên sẽ không có mặt trong ngày bác trai hồi phục. Con chúc hai bác sức khỏe và chúc bác trai mau lành bệnh. Con thương hai bác nhiều.

Con gái Kathy."

Bà Sìn cứ cầm lá thư viết tay của Kathy mà rơi lệ. Bà buồn vì lẽ ra Kathy phải có mặt lúc này để mừng cho hai ông bà. Bà đâu biết là ngay sau khi mổ hiến tặng thận cho ông Sìn, Kathy bị biến chứng chảy máu và nhiễm trùng vết mổ nên phải ở lại ICU và điều trị thêm ba tuần.

Ken biết tin chị gặp biến chứng nên lập tức bay từ New York qua Los Angeles để chăm sóc chị.

Mấy hôm nay, bà Sìn gọi điện Kathy mấy lần không thấy bắt máy nên càng lo hơn. Bà đi vào bệnh viện, nhờ người thông dịch và tìm cô điều dưỡng hôm nọ giúp hai vợ chồng làm thủ tục mổ ghép thận.

"Cô ơi, cô có liên lạc được với bác sĩ Kathy không? Cái cô bác sĩ mà tôi đi chung lúc trước đó."

Cô điều dưỡng nhìn bà Sìn và nhớ ra hồi trước bà có đến đây với Kathy.

"À bác đợi con chút."

Cô nhấc máy gọi điện vào khoa hỏi về bác sĩ Kathy.

"Thưa bác, bác sĩ Kathy bị bệnh xin nghỉ làm một tháng nay rồi ạ. Tụi con chưa biết khi nào bác sĩ Kathy sẽ trở lại."

"Cô có biết bác sĩ Kathy bị bệnh gì không?", bà Sìn hỏi dồn.

"Dạ không thưa bác."

"Vậy cô có biết nhà bác sĩ Kathy ở đâu không? Tôi đến thăm bác sĩ Kathy có được không cô?", bà Sìn linh cảm có chuyện không lành đã xảy ra với Kathy.

"Dạ, đó là thông tin cá nhân thưa bà, con không thể đưa được", cô điều dưỡng nhẹ nhàng từ chối.

"Cô ơi, tôi cũng là người nhà của cô Kathy. Cô bác sĩ này là người chồng tôi để tên trong trường hợp liên lạc khẩn cấp khi mổ đó."

Cô điều dưỡng vẫn chưa biết nên làm gì. Chợt cô nghĩ ra: “Hay là bác để tôi hỏi bác sĩ Kathy hay người nhà của cô ấy xem bác có đến thăm được không nhé?”

“Vâng.”

Cô điều dưỡng gọi điện cho Kathy nhưng không ai trả lời máy. Cô mở hồ sơ thì tìm thấy số điện thoại của Ken, em trai của Kathy.

Lúc đó Ken đang ra ngoài mua chút đồ ăn cho chị gái.

“Xin chào Ken. Có phải anh là em trai của bác sĩ Kathy không? Tôi là Lydia, điều dưỡng trong bệnh viện chỗ bác sĩ Kathy làm.”

“Đúng rồi, có gì không cô?”

“À, có cặp vợ chồng tên Sìn nói là người quen với chị anh, định hỏi địa chỉ nhà để đến thăm. Anh có đồng ý tôi đưa địa chỉ không?”

Ken nhớ là gần đây Kathy có hay nhắc đến ông bà Sìn khi hai chị em nói chuyện. Kathy kể về đôi vợ chồng già với món cháo đậu đỏ rất ngon. Kathy ít khi kể về ai, nên một khi nghe chị mình kể thì Ken hiểu Kathy phải rất quý hai vợ chồng này. Nghĩ vậy Ken nói: “Được chứ, tôi nghĩ không sao. Cô cứ cho họ địa chỉ chị tôi.”

Ngay chiều đó, ông bà Sìn đã lập tức dò GPS đến nhà Kathy. Ông Sìn giờ đã khỏe hẳn sau một tháng mổ. Hai ông bà cảm thấy lo lắng cho Kathy nên ngay khi biết địa chỉ đã lập tức chạy đến thăm.

Căn hộ nhỏ nhắn mới xây của Kathy nằm ở trong một góc phố gần khu phố Nhật. Hai vợ chồng đến nhà, đậu xe ngoài đường, nhìn kỹ số nhà lần nữa rồi bấm chuông.

Lúc đó Kathy đang ngồi trên giường, cô vừa ngủ dậy trong lúc Ken vừa đi chợ về. Ken chuẩn bị bay về lại New York cuối tuần này khi thấy tình trạng chị mình đã đỡ hơn. Nghe tiếng chuông, Kathy ngạc nhiên không biết ai đến vì Ken đang ở nhà.

"Để em ra xem."

Ken mở cửa, nhìn hai vợ chồng già người Việt liền biết ngay đây là ông bà Sìn vì Kathy có kể qua.

"Mời hai bác vào chơi. Chị Kathy đang ở trong nhà."

Vừa vào nhà, Kathy ngạc nhiên không ngờ ông bà Sìn tìm đến tận đây. Bà Sìn vừa vào nhà, nhìn thấy Kathy tiều tụy, mặc pijama ngồi trên giường, bà bật khóc chạy đến ngay.

"Con bị gì vậy con?"

Ông Sìn cũng xúc động không kém. Ông bước nhanh lại bên giường.

Kathy chưa kịp nói gì thì bà Sìn đã cúi xuống ôm cô như người mẹ ôm lấy đứa con của mình.

"Bác lo quá con biết không? Sao con không liên lạc với bác?"

Kathy có hơi co người vì vết thương sau lưng vẫn còn đau. Bà Sìn chợt khựng lại trong giây lát, bà sờ vào lưng Kathy, nơi băng bó vết thương mổ lấy thận. Rồi bà nhìn qua bàn với đống giấy tờ và mớ thuốc giảm đau ngổn ngang. Tên trung tâm ghép thận và tên Kathy Nguyen hiện ra trước mắt ông bà.

Hai ông bà nhìn nhau, ông Sìn hiểu ngay Kathy chính là người đã âm thầm hiến thận cho ông, và chẳng may cô bị biến chứng sau mổ, đau nhức phải nghỉ dưỡng ở nhà. Ông bà cũng hiểu vì sao Kathy không liên lạc trong thời gian qua.

Ông nhìn thẳng Kathy, cặp mắt rưng rưng hỏi:

"Có phải con là người hiến thận cho bác?"

"Dạ."

Kathy thỏ thẻ, cô xúc động vì tình cảm hai ông bà dành cho mình quá lớn, và cô cũng không muốn giấu tình cảm mình dành cho họ.

Ông Sìn quay qua nhìn bà Sìn, rồi nhìn Ken, rồi ông cúi xuống nhìn Kathy cười nói:

"Cảm ơn con gái."

Vài tháng sau, Kathy đã phục hồi hoàn toàn sau khi mổ. Cô đã trở lại công việc bác sĩ ở bệnh viện. Ông Sìn cũng không còn phải chạy thận. Quả thận mới hoàn toàn tương thích với cơ thể ông mặc dù ông vẫn phải dùng thuốc chống đào thải.

Một buổi chiều trong căn nhà nhỏ ở ngoại ô Los Angeles, có thêm một vị khách mời đến từ New York. Luật sư Ken trở lại Los Angeles thăm Kathy, lần này anh cũng đến thăm hai ông bà Sìn.

Ông bà Sìn nấu món cháo đậu đỏ nước dừa mời hai chị em. Nhìn Ken và Kathy vừa cười nói vừa xì xụp ăn cháo như hai đứa trẻ, ông Sìn bóp nhẹ tay bà Sìn nói nhỏ:

"Chắc là kiếp trước tui với bà có duyên làm người nhà của Kathy nên kiếp này tui mới được trời thương như vậy."

"Phải rồi đó ông, ân nhân từ kiếp trước mà..."

Bà Sìn nhìn chồng mỉm cười hạnh phúc.

Tại tui dốt nên con tui chết

Ông Tài qua Mỹ định cư từ năm ba mươi tuổi, không biết tiếng Anh, không bằng cấp và không gia đình. Ông xin vào làm phụ bếp ở một nhà hàng Trung Hoa gần khu China Town. Sau vài năm siêng năng học việc, ông trở thành bếp chính, chuyên nấu món mì xào hải sản nóng giòn. Tiếng lành đồn xa, một lần bà Nga vào quán lúc sắp đóng cửa để gọi món mì xào. Ông Tài tặng bà đĩa mì miễn phí. Từ đó, hai ông bà quen nhau và thành vợ chồng. Ông nấu bếp, bà rửa rau, chạy bàn. Cuộc sống cứ thế bình yên trôi qua.

Năm bà ba mươi bảy tuổi, bà có thai Lộc. Lúc đầu nghe tin, hai vợ chồng vui mừng khôn xiết, không ngủ được mấy đêm liền. Ông kêu vợ ở nhà dưỡng thai, còn ông thì nhận nấu bếp tại một nhà hàng gần chợ nữa để có thêm thu nhập phụ gia đình.

Hôm đi khám thai, bác sĩ sản khoa nhìn vào mắt hai vợ chồng e dè hỏi:

"Đây là đứa con đầu lòng của hai bác?"

"Vâng, thưa bác sĩ. Con tôi bị làm sao hả bác sĩ?", ông Tài hỏi dồn khi thoáng nhìn thấy gương mặt đăm chiêu của bác sĩ.

"Vâng, thưa bác", bác sĩ sản khoa ngưng một chút.

"Bác sĩ cứ nói cho tụi tui nghe."

"Tôi e là con của ông bà bị hội chứng Down."

"Down là bệnh gì vậy bác sĩ? Có nguy hiểm không? Con tôi có chết không? Bác sĩ có chắc không?"

Mặt ông Tài bắt đầu biến sắc. Bà vợ thì mắt đỏ hoe, nắm chặt tay ông.

"Thưa ông bà, dựa vào xét nghiệm máu và nước ối, chúng tôi tin rằng con bà mắc bệnh Down. Đây là hội chứng chậm phát triển trí não ở trẻ, bé sẽ phát triển chậm hơn người bình thường. Tùy vào mức độ, bệnh nhân mắc hội chứng Down có thể sẽ sinh hoạt, học hành như người bình thường, nhưng cũng có thể sẽ không phát triển trí tuệ." Vị bác sĩ sản khoa giải thích.

"Ý bác sĩ nói là con tôi nếu sinh ra sẽ chậm phát triển và đần độn hả?", ông Tài hỏi.

"Vâng, tôi e là vậy", bác sĩ sản khoa trả lời.

"Có hai lựa chọn, hoặc hai bác phá thai này hoặc sẽ sinh ra và chấp nhận nuôi lớn", bác sĩ nói nhỏ.

"Em nghĩ sao?", ông Tài hỏi vợ.

"Em không biết. Nhưng nó là đứa con duy nhất của chúng mình."

Hai vợ chồng quyết định giữ con. Ngày Lộc ra đời, anh nhìn cha mẹ nhoẻn cười với đôi môi chúm chím. Nhìn gương mặt tròn trịa có đôi mắt hí nhỏ cách xa nhau cùng với cánh mũi ngang bè của con, ông bà Tài mỉm cười.

Đúng như bác sĩ sản khoa dự đoán, Lộc phát triển rất chậm, đến năm hai mươi tuổi mà chỉ cao bằng một bé học lớp Sáu. Lộc cũng chậm nói, chỉ nói được những từ đơn giản như "con đói", "con đau", hay "con đi đái."

Dẫu vậy, với ông bà Tài thì Lộc là cả một trời yêu thương. Có đứa con, bà nghỉ việc hẳn để ở nhà giữ Lộc. Để chăm sóc Lộc tốt hơn, hai ông bà thay phiên nhau đi học thêm tiếng Anh ban đêm để đọc tài liệu về bệnh Down. Bên cạnh việc hiểu nhiều từ tiếng Anh chuyên ngành, ông Tài còn đọc thêm các tài liệu tiếng Việt về bệnh này.

Có người nói bà Tài sinh con khi đã lớn tuổi nên con mắc bệnh Down. Bà nghe vậy buồn lắm, bà kể ông nghe.

"Đó không phải lỗi của bà, ông trời đã cho mình thằng Lộc rồi bà không thấy à? Thằng Lộc nhà mình đâu có quậy phá gì đâu, bà thấy không?"

Thời gian chầm chậm trôi qua. Ông bà Tài đều cố gắng thay nhau chăm sóc Lộc. Anh đã thôi học trường công do không theo kịp lớp. Thế nên ông Tài phải đăng ký cho Lộc học ở một trường đặc biệt, dành cho sinh viên khiếm khuyết do chính phủ tài trợ. Lộc tỏ ra thích thú với việc học ở đây, anh đặc biệt thích vẽ tranh.

Năm Lộc ba mươi lăm tuổi, thỉnh thoảng có những đốm đỏ xuất hiện trên da, nhất là trên mặt của anh. Anh hay gãi đầu và gãi tay nhưng không nói gì với ba mẹ cả.

Đến năm bốn mươi tuổi, da anh nổi mẩn nhiều hơn. Có những đợt nổi lên theo từng cơn khiến Lộc phải nhăn mặt, gãi gãi như khỉ ăn ớt mà không nói gì. Một lần, ông Tài thấy bàn tay của Lộc sưng lên, ông chỉ vào hỏi:

"Con đau? Con đau?"

Lộc gật đầu nói: "Con đau, con đau."

Lộc được đưa đi bác sĩ gia đình khám bệnh. Bác sĩ gia đình chuyển qua bác sĩ da liễu và bác sĩ xương khớp.

Lần đầu tiên gặp vợ chồng ông Tài, lúc đó Lộc đang ngồi trên ghế nhựa nhìn tôi. Anh co chân phải lên cao, ngồi bó gối kiểu nhà bị lụt, tay trái gãi gãi vào háng do ngứa.

"Lộc, con mau bỏ chân xuống và chào bác sĩ đi con", ông Tài nói lớn.

"Xin lỗi bác sĩ", ông lí nhí quay sang tôi.

Lộc nhìn tôi, từ từ bỏ chân xuống. Tôi chìa tay ra bắt. Lộc nhìn bàn tay tôi, rồi quay sang nhìn ông Tài, và anh đưa hai tay lên cầm lấy tay tôi bóp chặt.

Tôi xem hồ sơ bệnh và giải thích cho hai ông bà kết quả xét nghiệm cho thấy Lộc mắc thêm bệnh tự miễn viêm mạch máu, có thể thêm Lupus ban đỏ.

"Bệnh tự miễn là gì hả bác sĩ?"

"Đây là bệnh mà hệ miễn dịch của mình tấn công vào mạch máu của mình."

"Hệ miễn dịch là gì thưa bác sĩ?", ông bối rối. "Xin lỗi, tôi dốt quá nên không hiểu."

"Dạ, không sao bác. Hệ miễn dịch là một cơ chế chuyên bảo vệ cho cơ thể mình khỏi bệnh tật đó bác. Hệ này giống như quân đội của một nước, có nhiệm vụ bảo vệ nước đó khỏi bị xâm lăng."

Ngừng một lát rồi tôi nói tiếp:

"Như quân đội nước Mỹ gồm có hải quân, lục quân, không quân. Bác có thể liên tưởng đến mấy chiếc tàu sân bay to bự của Mỹ."

"Rồi sao nữa bác sĩ?"

"Khi hệ miễn dịch quay ngược lại tấn công chính cơ thể mình, cũng giống như chiếc tàu sân bay tự chĩa súng vào người dân của nước mình, điều đó sẽ gây ra nhiều khó khăn phải không bác? Trường hợp của anh Lộc cũng như vậy. Nghĩa là hệ miễn dịch của anh ấy, bao gồm các tế bào bạch cầu tấn công vào mạch máu và da, gây ra viêm da như bác thấy."

"Mình có chữa được không bác sĩ?", ông Tài hỏi gấp.

"Mình có thể chữa trị, nhưng không chữa dứt hoàn toàn được."

"Là sao bác sĩ?"

"Nghĩa là mình chỉ có thể kiểm soát các triệu chứng trên da và khớp, còn bệnh sẽ có hoài trên người anh Lộc."

"Trời ơi, con tôi đã bị Down rồi, sao giờ lại bị thêm cái bệnh khó chữa vậy bác sĩ ơi?", ông Tài thở dài.

Bác gái im lặng từ nãy, giờ mới lên tiếng:

"Bác sĩ ơi, vậy bệnh này có gây chết người không?"

"Có thể bác à. Thường bệnh này gây chết người do biến chứng làm nhiễm trùng hay làm hư hoại các cơ quan khác trên cơ thể."

"Vậy làm sao mình biết khi nào bệnh nguy hiểm?", bác gái dè dặt hỏi.

"Thưa bác, khi nào anh Lộc thấy mệt trong người, khó thở, mặt nổi mẩn hay đau nhức thì cần đưa ảnh đi cấp cứu liền."

"Nhưng con tôi bị Down mà bác sĩ, nó đâu có nói được nhiều đâu?"

"Dạ con hiểu. Quan trọng nhất là hai bác quan sát xem anh Lộc có thay đổi gì không?"

Mấy tuần sau, Lộc đã bớt đau khớp. Mặt anh giãn ra, không còn nhăn nhó khi uống thuốc giảm đau. Thỉnh thoảng, anh lại bị nổi mẩn đỏ trên mặt. Bác sĩ cho kem xức Steroid làm da mặt Lộc mỏng đi.

Một lần khi tôi bước ra khỏi phòng, chợt có tiếng nói phía sau: "Cảmmm ơnnnn bác sĩ...."

Quay lại thì thấy anh Lộc vừa nói câu đó vừa cúi xuống vòng tay chào tôi. Ông Tài nhìn tôi cười vui vẻ: "Tui dạy nó nói cảm ơn đó bác sĩ."

"Cảm ơn bác", tôi chợt thấy lòng mình chùng xuống. Tôi quay lại bắt tay Lộc lần nữa, thật chặt.

*

Sau nhiều tháng, Lộc đã bớt đau khớp và da anh bắt đầu lành. Một ngày cuối năm, cả gia đình đi ăn bên ngoài. Đây là dịp hiếm hoi trong suốt nhiều năm ông Tài dẫn vợ con đi ăn. Ăn tối xong, Lộc tự nhiên nổi mẩn trên hai cánh tay. Sáng hôm sau, anh bị sốt và nhăn mặt liên tục. Ông Tài tưởng anh bị đau nên lấy thêm thuốc giảm đau cho con uống. Ông xin nghỉ làm để ở nhà chăm con. Đến trưa, mặt anh bớt nhăn, nhưng da nổi đỏ khắp người. Ông Tài vội vã đưa Lộc đi khám. Bác sĩ cho Lộc kem xức, thuốc trị ngứa và thuốc dị ứng Steroid.

Hai hôm sau, da anh bị bong ra thành từng lớp như vảy cá. Ông Tài lại vội vã đưa Lộc đi bệnh viện. Anh được chẩn đoán mắc hội chứng Steven-Johnson, là hội chứng bong viêm da do dị ứng thuốc. Lộc nhập viện được ba hôm thì về nhà, tiếp tục uống Steroid và thuốc dị ứng.

Ông Tài lúc này đã nghỉ làm ở nhà để cùng vợ chăm sóc Lộc. Buổi sáng, sau khi bà Nga cho Lộc ăn uống rồi vệ sinh chuẩn bị đưa đến Trung tâm chăm sóc người mắc bệnh Down thì nhà trường gọi đến thông báo không nhận Lộc đi học nữa, vì da của anh nổi quá nhiều mẩn. Họ lo ngại Lộc có thể lây bệnh cho người khác. Tại Mỹ, nhiều người mắc bệnh Down được đưa đến các trung tâm chăm sóc mỗi ngày để học nói, học vẽ và học các kỹ năng sống khác. Ông bà Tài ngồi thừ một góc, buồn bã nhìn Lộc đang ngồi bệt trên sàn nhà lấy sách ra chơi một mình.

Mấy tuần sau, Lộc đã khỏi bệnh và đi học lại sau khi có giấy chứng nhận của bác sĩ. Da mặt của anh, tuy vậy, đã bắt đầu sưng phù và mỏng đi hẳn do dùng nhiều thuốc Steroid. Cùng lúc, các khớp của Lộc đau, sưng trở lại. Bụng anh bắt đầu to ra, mặc dù Lộc không chỉ vào bụng kêu đau.

Tôi gặp lại vợ chồng bác Tài, đề nghị cho uống thuốc đặc trị Lupus ban đỏ và hạn chế dùng Steroid do những tác dụng phụ lâu dài.

"Có điều con muốn dặn kỹ hai bác là những thuốc đặc trị này có thể có tác dụng phụ nguy hiểm. Hai bác nên chú ý và theo dõi kỹ anh Lộc, nếu có bất cứ dấu hiệu gì thì liên hệ liền với bác sĩ nha bác. Bệnh của anh Lộc rất nguy hiểm, chỉ một dấu hiệu nhỏ cũng có thể là nguy hiểm. Nếu có gì bất thường, hai bác cứ chở anh Lộc vào bệnh viện nhé", tôi dặn thêm.

Tôi cũng nhắc lại với hai bác các tác dụng phụ của thuốc có khả năng làm suy giảm hệ miễn dịch. Hai vợ chồng về nhà làm theo lời chỉ dẫn của bác sĩ, cho Lộc uống thuốc và thay phiên nhau quan sát nét mặt cùng các cử chỉ sinh hoạt hằng ngày của con. Cứ mỗi hai tuần, hai vợ chồng lại lặn lội đưa Lộc lên gặp tôi. Các triệu chứng đau khớp và viêm da đã bớt dần. Các chỉ số xét nghiệm của Lộc vẫn bình thường.

Một sáng sớm, bà Nga vào phòng kêu con dậy thì thấy mặt Lộc hơi nhăn nhăn. Nghĩ là con bị đau như thường lệ, bà kêu ông lấy thuốc giảm đau. Vài tiếng sau khi uống thuốc, mặt Lộc không còn nhăn nhó nữa nhưng anh bắt đầu ngứa, gãi gãi bụng và thỉnh thoảng thở dốc.

Ông Tài theo thói quen, vạch bụng con lên thì thấy bụng hơi to. Dạo này, bụng Lộc to lên nhiều, nên ông không còn thấy sự khác biệt. Đến trưa, Lộc không chịu ăn cơm, liên tục chỉ trỏ vào bụng thể hiện sự khó chịu.

Nhớ lời bác sĩ, ông Lộc định chở con đi bệnh viện, nhưng ngặt một nỗi, chiếc xe duy nhất của hai vợ chồng lại bị hư. Ông định gọi 911 nhưng lại ngại vì không biết tiếng Anh, phải đợi thông dịch viên khá lâu. Thêm nữa, ông đã gọi 911 rất nhiều lần gần đây. Đắn đo một hồi, ông quyết định cho Lộc uống thêm mấy viên thuốc giảm đau.

Đến chiều tối, Lộc bắt đầu nhăn mặt, bụng anh to ra. Ông Tài lập tức gọi 911, nhờ nhân viên gọi thông dịch viên vì ông không nói được tiếng Anh. Xe cấp cứu đến. Lúc này, Lộc đã bắt đầu mệt, anh thở dốc và bụng to thêm.

Lộc thều thào nói: "Con đau, con đau…."

Khi Lộc nhập viện, anh được chẩn đoán mắc Lupus cấp tính sưng phù nề tay chân, viêm gan, viêm phổi và suy thận cấp. Anh nhanh chóng được đưa vào ICU, chạy thận nhân tạo và đặt ống nội khí quản.

Hai hôm sau, men gan của Lộc tiếp tục tăng cao, cả người anh càng sưng phù nề do truyền nước biển. Lộc mắc thêm chứng suy tim và suy hô hấp nặng mặc dù thở máy. Hình chụp cắt lớp não cho thấy một phần não bị đột quỵ do thiếu oxy và máu.

Tôi đến khoa chăm sóc đặc biệt, giải thích cho hai vợ chồng tiên lượng bệnh của Lộc rất xấu.

Ông Tài thất thần, đứng bên giường nhìn cả người Lộc đang phình to như con cá nóc mắc lưới, xung quanh là một đống dây nhợ. Ông bóp bóp tay con hỏi nhỏ:

"Có đau không con?"

Ông lặp lại vài lần, mắt Lộc vẫn nhắm nghiền.

Đột nhiên, đầu của Lộc cử động, từ từ xoay về phía hai vợ chồng. Trên gương mặt sưng húp căng tròn của anh, cử động nhăn nhăn xuất hiện vài lần.

Bà Tài hiểu ngay, bật khóc và rít lên:

"Con tôi đang đau...."

*

Buổi chiều hôm đó, hai ông bà quyết định rút ống thở cho Lộc. Mặt anh giãn ra, gương mặt tròn như mặt trăng có hai con mắt bé tí dần nhắm lại, cánh mũi thấp xẹp xuống. Trông anh như đang mỉm cười.

Ông Tài khóc rống lên.

"Tại tui dốt nên con tui chết phải không bác sĩ?", ông nức nở. "Nếu sáng hôm đó, thấy nó có dấu hiệu lạ tôi liền đưa nó vào bệnh viện thì đâu có đến nỗi. Tôi cứ ráng cho nó uống thuốc đến chiều nên mới ra nông nổi này."

Ông vẫn khóc nức nở. Tôi đứng im không nói gì, vì biết mọi lời nói lúc này cũng là thừa.

Một lát sau, tôi vỗ nhẹ vai bác: "Bác biết không, con gặp nhiều bệnh nhân Down lắm rồi, nhưng vợ chồng bác làm con nhớ mãi vì hai bác chăm sóc anh Lộc quá tốt."

Ông vẫn còn thút thít: "Con tôi chết rồi bác sĩ ơi."

"Bác không có lỗi gì cả bác à...", tôi nói tiếp.

Buổi tối, sảnh ICU vắng lặng. Tôi bước ra ngoài trời mùa đông, bên tai vẫn văng vẳng tiếng khóc tức tưởi của ông Tài:

"Tại tui dốt nên con tui chết, bác sĩ ơi...."

Em lấy vợ được không bác sĩ?

Lần đầu gặp Tommy, tôi hỏi: "Hôm nay anh đến đây khám gì vậy?"

"Dạ, thưa bác sĩ, em muốn khám xem em có lấy vợ được không?"

Tôi nhíu mày, kéo ghế lại gần Tommy hơn. Anh chàng hơi lùn, dáng người phốp pháp, mặc chiếc áo thun màu đỏ, quần soọc, mang giày thể thao. Anh có gương mặt to tròn, da hơi căng bóng, đôi mắt nhỏ nhíu lại như luôn muốn cười, miệng hơi há ra. Tommy cũng bắt chước tôi, kéo ghế lẹt xẹt trên nền nhà, nhích đến gần tôi hơn.

"Anh Tommy, anh làm ơn nói rõ hơn chút cho tôi biết, tôi chưa hiểu lắm ý của anh?"

"Dạ, em khó nói quá bác sĩ à. Em quê lắm", Tommy lí nhí.

"Tôi là bác sĩ, tất cả những gì anh nói đều được bảo mật. Anh yên tâm nhé."

"Vâng..."

"Có gì thì anh cứ nói đi", tôi ân cần nhìn vào mắt Tommy.

Anh chợt cúi mặt, lầm bầm nói: "Người ta nói em bị khùng. Em sẽ không lấy vợ được."

Tôi thở phì ra...

"Vì sao họ nói vậy? Anh nói tôi nghe với."

"Họ nói em bị Down gì đó. Em đã bốn mươi lăm tuổi rồi mà chưa có vợ."

"Thế anh có muốn lấy vợ không?"

"Có chứ bác sĩ, em có thích cô kia...", mắt Tommy sáng lên.

"Mà cổ ở tận bên Việt Nam, để em cho bác sĩ xem hình nhé." Tommy lấy điện thoại ra, bật lên khoe hình cô gái với tôi.

Tôi gật gù hỏi tiếp: "Anh Tommy, anh có nghĩ là mình bị khùng không?"

"Dạ, em không biết, nên em mới đến đây gặp bác sĩ để hỏi."

"Ý là anh đến đây để hỏi tôi xem anh có bị khùng không à?"

"Đúng rồi bác sĩ."

"Làm sao anh biết phòng khám của tôi mà đến? Anh có bác sĩ gia đình không?"

"Dạ, em coi kênh YouTube của bác sĩ mỗi ngày, có khi em coi đến bốn giờ sáng nếu đêm đó ngủ không được."

"Okay...", tôi lại hỏi tiếp. "Làm sao anh tìm ra địa chỉ văn phòng tôi?"

"Dạ em Google, sau đó gọi bảo hiểm và gọi bác sĩ gia đình xin qua đây."

"Anh tự làm hết mọi thứ à, có ai gọi điện thoại giùm anh không?"

"Em tự làm chứ ai làm bác sĩ à."

"Mà sao anh cứ xưng là em khi nói chuyện với tôi. Tôi nghĩ anh biết anh lớn tuổi hơn tôi phải không?"

"Dạ, em biết chứ, nhưng em quen miệng rồi. Xưa giờ, em làm cái gì cũng chậm hơn người ta nên mẹ em dặn cứ xưng 'em' để tự nhận mình thua kém thiên hạ, như vậy người ta sẽ bớt soi mói em."

Một thoáng lặng đi trong phòng. Tôi nhìn Tommy và nói:

"Vậy thì anh đâu có khùng. Anh thấy đấy, anh biết trả lời câu hỏi, biết suy nghĩ, biết lái xe, biết tìm địa chỉ phòng khám của tôi. Chưa hết, anh còn biết suy luận và phân tích vấn đề nữa chứ."

Tommy gãi đầu phân trần:

"Nhưng em không học được bác sĩ ơi. Em học hoài không vô. Mẹ em nói em bị bệnh Down gì đó. Em ráng dữ lắm mới qua được trung học, em cũng ráng học đại học nhưng sao học khó quá, em toàn bị điểm D và F nên chán quá bỏ học luôn. Mà em nghe nói là muốn cưới vợ bên Việt Nam thì phải có công việc ở đây."

Tôi mỉm cười, thả lỏng người ra phía sau và nói:

"Tôi không nghĩ anh bị khùng đâu. Không phải ai cũng thích đi học. Có thể anh làm được việc khác. Tôi nghĩ anh vẫn có thể lấy vợ bình thường. Giờ anh có xin được việc chưa?"

"Chắc em chạy Uber bác sĩ ơi, em thích chạy xe lắm."

Bốn tháng sau, Tommy khoe đã có công việc là tài xế Uber. "Cảm ơn bác sĩ, ba tháng nay em chạy Uber đã đủ trả tiền thuê phòng rồi. Em có nói với mẹ là em muốn lấy vợ bên Việt Nam. Bác sĩ xem ký giấy sức khỏe cho em nhé."

"Okay. Nhưng Tommy, tôi muốn nhắc anh nhớ là bệnh tiểu đường của anh chưa kiểm soát được. Chỉ số tiểu đường Ha1c lên đến gần 10% (chỉ số bình thường là 5,5%). Anh có biết là trên 10% là nhiều người phải chích Insulin không?"

Tommy im lặng. Tôi nói tiếp: "Anh biết không, do anh thừa cân, cộng thêm tiểu đường không kiểm soát, cao huyết áp, tất cả sẽ làm anh dễ bị hư thận. Bây giờ, anh phải ráng kiểm soát tiểu đường nhé. Mục tiêu chỉ số Ha1c phải dưới 7%."

"Em biết bác sĩ à", chợt giọng anh chùng xuống.

"Làm tài xế Uber cực lắm. Em toàn chạy ca đêm vì em biết mình chạy chậm và khờ hơn người ta. Đã vậy em còn thích ăn khuya vì mau đói. Em sẽ ráng nghe lời bác sĩ uống thuốc đầy đủ."

Hai tháng trôi qua, chỉ số bệnh tiểu đường Ha1c của Tommy đã đỡ hơn, còn khoảng 8%.

Năm ngoái, Tommy đã về Việt Nam làm giấy tờ xin cưới vợ.

Một buổi chiều mùa xuân, vừa bước vào phòng khám, tôi nhận được gói quà to đùng ghi chi chít tiếng Việt bên ngoài.

"Của vợ chồng em tặng bác sĩ nè!"

Quả thật tôi không tài nào nhìn ra Tommy. Anh mặc áo sơ mi caro màu vàng, quần tây ủi thẳng, đôi mắt hí thường ngày đã sáng hơn, miệng cười chúm chím đứng bên cô vợ mới cưới từ Việt Nam đang đứng nép vào anh.

"Xin chào anh chị, chúc mừng hai vợ chồng!"

"Hôm nay, em dẫn vợ tới cảm ơn bác sĩ, sẵn tiện làm giấy tờ sức khỏe. Cảm ơn bác sĩ nhiều nhiều lắm."

"Tôi có làm gì đâu. Chỉ ký giấy và cho thuốc anh thôi. À quên, chỉ số đường của anh còn cao lắm, Ha1c lên lại gần 9% rồi nhé. Anh phải lưu ý chuyện này. Ngoài ra, có vấn đề này tôi muốn nói anh biết."

"Gì vậy bác sĩ?"

"Bây giờ, dịch Covid-19 vùng này đang tăng cao. Anh là tài xế Uber hay tiếp xúc với nhiều người, mà anh lại bị béo phì, tiểu đường, cộng thêm mấy bệnh khác nữa. Rủi ro anh mắc Covid-19 rất là cao."

"Em biết mà bác sĩ. Nhưng em nghe bạn cũng lái Uber nói rằng con Covid-19 này không đáng sợ lắm đâu, nó chỉ là virus như cúm mùa thôi. Như Việt Nam đã kiểm soát tốt con virus này, vợ em mới từ Việt Nam qua nói như thế."

Tôi hắng giọng:

“Không như anh nghĩ đâu Tommy. Con virus gây bệnh Covid-19 này rất dễ lây mà người mắc không hề có triệu chứng rõ ràng. Hiện nay vẫn chưa có thuốc điều trị và vắc-xin, hơn nữa con virus này có thể rất nguy hiểm với những người có hệ miễn dịch yếu như anh.”

“Bác sĩ nói chơi hoài, em to con thế này, làm sao hệ miễn dịch yếu được.”

“Nhìn bên ngoài không nói được là hệ miễn dịch yếu hay mạnh đâu. Vấn đề là anh vốn mang bệnh tiểu đường, dễ tăng cân, những bệnh này làm cơ thể yếu đi.”

Tommy vẫn tươi cười, quay sang nhìn cô vợ.

“Em khỏe lắm bác sĩ ơi.”

Tôi nhìn sang cô vợ hỏi thăm:

“Chị qua đây thấy nước Mỹ thế nào?”

“Dạ, hơi chán bác sĩ à. Hiện tại, em toàn ở nhà xem phim, còn ảnh thì đi lái xe liên tục suốt ban đêm, sáng về thì ảnh ngủ một lèo đến chiều, rồi đi lái xe tiếp.”

Quay qua Tommy, tôi nói:

“Anh xem liệu có giảm ngày lái xe xuống được hay không? Nếu anh cần thì tôi sẽ ký giấy để xin nghỉ.”

“Không được bác sĩ ơi, vợ em mới qua. Tụi em cần tiền, cuối năm còn tính đi chơi và sinh con nữa”, Tommy nói nhanh.

Tôi thở dài đáp: "Anh nhớ các triệu chứng bệnh Covid-19 rồi phải không. Hãy gọi điện cho tôi nếu anh có bất cứ dấu hiệu nào nhé."

Tạm biệt hai vợ chồng, tôi nhìn ra ngoài cửa kiếng, nơi thấp thoáng cái dáng người thấp đẫy đà với bước đi vốn thường chầm chậm của anh, nhưng sao hôm nay trông anh có vẻ thoăn thoắt khi đi bên cạnh cô vợ mới cưới.

Hai hôm sau, Tommy gọi điện đến văn phòng tôi nói là anh bị ho. Tôi cho thuốc uống và dặn anh đi xét nghiệm Covid-19. Kết quả trả về là âm tính. Tommy mừng lắm, tối đó đi làm trở lại ngay. Anh nói dạo này do dịch bệnh lan nhanh nên ít khách đi Uber, mà vợ anh thì mới qua Mỹ nên anh cần thêm tiền để mua đồ và chăm sóc vợ. Gói trợ cấp của chính phủ chỉ giúp anh sống được mấy tháng đầu. Vì vậy, anh ráng thức cày thêm nhiều cuốc xe đêm.

Đến ngày thứ tư, anh quay lại văn phòng tôi với triệu chứng ho như cũ. Tôi cho chụp X-quang thì thấy không có dấu hiệu viêm phổi, nên cho anh uống thuốc ho và trụ sinh, theo dõi oxygen ở nhà và khuyên anh đi thử lại Covid-19.

Ngày thứ sáu, Tommy vẫn ho nhưng kèm theo triệu chứng mới là khó thở. Anh cho biết oxygen đo ở nhà chỉ có 90%. Tôi lập tức cho anh nhập viện. Tại bệnh viện, tôi cho làm xét nghiệm Covid-19 lần nữa và kết quả lần này là dương tính. Hình chụp CT phổi cho thấy có dấu hiệu nhiễm trùng. Vợ Tommy cũng làm xét nghiệm Covid-19 nhưng kết quả là âm tính.

Ngay sau khi nhập viện, Tommy càng thấy khó thở hơn và đôi lúc ho ra máu. Oxygen trợ thở qua đường mũi vẫn không cải thiện được nồng độ oxygen trong máu. Phổi anh có dấu hiệu tích nước. Chiều hôm đó, Tommy được đặt ống nội khí quản, phải thở máy và chuyển vào ICU ngay lập tức. Chị vợ bị sốc vì vừa mới qua Mỹ mà chồng đã mắc Covid-19 và đang nằm ở phòng hồi sức tích cực.

Ngày thứ tám từ lúc mắc bệnh, chỉ số oxygen của Tommy vẫn thấp mặc dù anh đã thở máy. Hình chụp CT phổi cho thấy hai lá phổi trắng xóa, viêm sưng tích nước toàn phổi. Nhịp tim và máy đo điện tâm đồ EKG cho thấy Tommy bị một cơn đau tim nhẹ. Chỉ số đường trong cơ thể anh lên xuống bất thường do có dùng thêm thuốc Steroid. Chỉ số lọc thận GFR của anh giảm dần từ lúc nhập viện.

Đến ngày thứ mười hai, hai quả thận của Tommy ngưng hoạt động. Anh không đi tiểu được. Anh vẫn mê man và được chuyển qua chạy thận nhân tạo. Các phản xạ cơ thể của Tommy rất yếu khi ngưng thuốc mê.

Cô vợ Tommy khóc lên khóc xuống bên ngoài ICU. Cô chỉ mới qua Mỹ được ba tháng. Lúc đó, cô chỉ biết nước Mỹ qua bốn bức tường trắng trong căn phòng trọ của Tommy. Lần này, cô biết nước Mỹ qua bốn bức tường trắng của phòng ICU trong bệnh viện. Cô chỉ còn biết nhìn chồng cô nằm đó, cách ly trong bức tường kính, thoi thóp bên máy thở.

Ngày thứ mười bốn, men gan của Tommy tăng cao, bụng anh căng trướng, anh bắt đầu bị chảy máu dưới da, cho thấy gan bị tổn thương nặng. Tommy bị bệnh viêm gan siêu vi B từ nhỏ.

Hai hôm sau, sáng đó, khi tôi vừa bước vào văn phòng thì nhận được giấy fax khẩn cấp báo tử từ bệnh viện. Tommy mất tối qua lúc nửa đêm, sau khi các bác sĩ đã cố làm hồi sức tim mạch. Anh mất một mình trong căn phòng ICU lạnh lẽo.

Tim tôi thắt lại. Vậy là thêm một bệnh nhân nữa ra đi vì Covid-19. Bệnh nhân được an táng một cách gọn gàng, cách ly riêng vì sợ tiếp tục làm lây lan dịch bệnh.

Tommy vừa mới lấy vợ được ba tháng, niềm vui quá sức ngắn ngủi. Anh ra đi để lại biết bao dự định về tương lai. Không biết dịch bệnh sẽ còn kéo dài đến bao lâu, chỉ biết những gì mà nó gây ra quá đột ngột, tàn nhẫn và lạnh lùng, không loại trừ bất kỳ ai. Cả thế giới đang phải oằn mình chống chọi với Covid-19, chưa bao giờ lằn ranh sinh-tử lại mong manh và hiện rõ mồn một quanh đời sống chúng ta như vậy.

Tôi nhìn ra cửa kính bên ngoài, thoáng thấy bóng dáng phốp pháp, bước đi lê lết, chầm chậm của Tommy trong chiếc áo phông mặc với quần sọt, nụ cười khoe mấy cái răng sún và cặp mắt hi hí. Tôi quay nhìn vào căn phòng số ba, nơi lần đầu gặp Tommy và chợt nghe giọng ai đó vang lên:

"Em lấy vợ được không bác sĩ?"

Thầy kêu rút ống

"Bác sĩ ơi, ngày mai tôi đưa chồng tôi về nhà lúc năm giờ được không?" Bà Mai nắm chặt hai tay, cặp mắt sưng đỏ, rưng rưng nhìn vào phòng ICU số 7, nơi chồng bà, ông Bảy đang nằm giữa một đống dây nhợ và máy móc.

"Thưa bà, vì sao gấp như vậy?", bác sĩ ICU Kevin Nguyễn hỏi lại.

"Tôi mới coi thầy bên Việt Nam. Có ông thầy này giỏi lắm, chuyên coi ngày sinh tử. Thầy kêu tôi rút ống để chồng tôi đi được nhẹ nhàng. Thầy còn nói ngày mai phải đưa ông về nhà lúc năm giờ chiều, sau đó rút ống để ông đi lúc bảy giờ tối. Giờ này hợp với mệnh của tôi và con cháu bác sĩ à." Bà Mai nói với một âm giọng đứt quãng, nghẹn ngào vì không kìm được cảm xúc. Hơn bốn mươi năm chung sống vợ chồng, bà chưa bao giờ nghĩ sẽ có ngày đứng nhìn người khác rút cái ống nhựa vô tri ra khỏi miệng chồng bà để ông nhẹ nhàng đi về bên kia.

Hôm nay đã là ngày thứ mười ba ông Bảy nhập viện vào ICU.

Ông Bảy tên thật là Thanh, nhưng vợ và mọi người quen gọi ông Bảy vì ông sinh thứ bảy trong gia đình có mười một người con. Dù đã qua Mỹ định cư hơn ba mươi năm, bà Mai vẫn gọi chồng bằng tên Bảy cho thân mật.

Ông Bảy năm nay bảy mươi ba tuổi. Ông mắc nhiều bệnh của người có tuổi thường gặp như tiểu đường, cao huyết áp, suy tim và suy thận. Hai năm gần đây, thận ông bị hư nên phải chạy thận nhân tạo ba ngày mỗi tuần.

Hai tuần trước, chạy thận xong, về nhà nằm ông kêu mệt và thấy hơi khó thở. Thỉnh thoảng, ông vẫn bị vậy sau khi chạy thận nên bà Mai nghĩ rằng ông sẽ không sao. Nhà bà giờ chỉ còn hai vợ chồng, con cái đã lớn lập gia đình dọn ra ở riêng nên mọi việc của chồng bà Mai đều lo hết. Chưa kể bà còn bị bệnh tiểu đường, cao mỡ và cao huyết áp.

Sáng hôm sau, ông Bảy bắt đầu thấy ớn lạnh và đau lưng, kèm theo chứng khó thở nặng hơn. Bà Mai lập tức gọi 911 đưa ông vào cấp cứu.

Vào phòng cấp cứu, ông bắt đầu nói sảng. Bác sĩ cấp cứu chẩn đoán ông bị nhiễm trùng máu toàn thân, tụt huyết áp do bị sốc nhiễm trùng. Ông Bảy nhanh chóng được đặt ống nội khí quản, đưa lên khoa ICU, nằm ngay phòng số 7, tình cờ trùng với tên của ông.

Ngày đầu tiên khám bệnh, Kevin đã ngạc nhiên khi nghe bà Mai gọi ông là Bảy hơn nữa ông lại nằm phòng số 7. Bà vợ còn nói thêm:

"Có kiêng có lành bác sĩ à. Ông nhà tôi tin thầy bói lắm, chuyện gì chúng tôi cũng gọi về Việt Nam để coi ngày giờ cho con cái làm ăn. Bác sĩ thấy không, chồng tôi tên Bảy giờ cũng nằm giường số 7."

Bà Bảy kể thêm về cuộc sống hai người đã nhờ thầy bói mà phất lên như thế nào.

Năm 1979, hai vợ chồng bà Bảy vượt biên bốn lần nhưng đều không thành công. Ước mơ đi Mỹ tưởng chừng dang dở cho đến khi vợ chồng bà gặp một ông thầy coi bói trong con hẻm quận Năm. Thầy nói số hai vợ chồng bà sẽ đi Mỹ. Mà đúng hai người đi Mỹ thật. Năm 1992, cả nhà bà đi Mỹ theo diện đoàn tụ gia đình. Từ đó, ông bà Bảy tin lời thầy bói nói chắc như đinh đóng cột. Từ chuyện dựng vợ gả chồng cho con cái đến trồng cây xây nhà, ông bà Bảy đều hỏi ý thầy bói hay thầy phong thuỷ. Có khi ông bà Bảy gọi điện về Việt Nam tìm thầy hay nhờ người quen tìm thầy ở California, bà nói tùy duyên mà tìm được thầy nào thì hỏi thầy đó.

Ngày đầu tiên nhập viện ICU, chỉ số men gan ông Bảy tăng cao đột ngột, lên đến trên 500 (chỉ số men gan bình thường khoảng 40 - 50), da ông vàng đi, chân và bụng sưng phù, chỉ số đông máu tăng cho thấy gan đang bị sốc do thiếu máu cấp tính từ sốc nhiễm trùng.

Ngày thứ hai ở ICU, men gan của ông Bảy tiếp tục tăng cao đến mức trên 1000. Lúc này, ông Bảy có dấu hiệu bị nhồi máu cơ tim khi men tim Troponin tăng cao và chỉ số co bóp tim EF giảm từ 30% đột ngột xuống còn 10%. Tim của ông trước khi vào ICU đã yếu, nay lại còn yếu hơn.

Đến ngày thứ ba ở ICU, huyết áp của ông Bảy tụt giảm do sốc nhiễm trùng và tim quá yếu. Bác sĩ ICU cho ông dùng thuốc vận mạch để giữ huyết áp ổn định. Họ phải dùng đến ba loại thuốc vận mạch kết hợp mới giữ được huyết áp trung bình trên 60 để có đủ máu lên não và tim.

Bà Mai từng đưa chồng vào bệnh viện nhiều lần, nhưng chưa lần nào bà thấy ông bị nặng như bây giờ. Bà có linh cảm xấu ông sẽ không qua khỏi.

Ngày thứ tư, ông Bảy tiếp tục được chạy thận trong ICU, tim ông vẫn đập thoi thóp, gan bị suy, viêm sưng không hoạt động và huyết áp mong manh. Da ông ngày càng vàng hơn, các vết sưng phù nề màu đỏ thẫm bắt đầu xuất hiện khắp nơi.

Đến ngày thứ năm ở ICU thì ông lại bị thêm xuất huyết đường ruột do gan bị hư và viêm ruột cấp tính tiêu chảy do C. Diff Colitis, một biến chứng thường gặp khi bệnh nhân nằm ICU. Da ông Bảy giờ còn sưng phù hơn nữa, màu vàng nghệ, da mặt ông căng ra, xanh xao như người đã chết. Bà Mai thậm chí không còn nhìn ra gương mặt đẹp trai của ông ngày nào.

Bà Mai không cầm được nước mắt mỗi lần lên ICU gặp chồng. Hình như mỗi ngày các chỉ số và tin xấu cứ dồn dập, báo hiệu ngày ông Bảy sắp đi xa đã gần lắm. Thế là, bà gọi điện về Việt Nam gặp thầy Thánh Linh, do người quen giới thiệu, để hỏi bệnh cho chồng.

Sau khi nghe bà Mai kể về những ngày vào ICU và các dấu hiệu trên người ông Bảy, thầy Thánh Linh phán ngay: "Lần này ông nhà không qua được. Bà chuẩn bị hậu sự đi."

Bà Mai vẫn có chút hy vọng là thầy Thánh Linh sẽ phán chồng bà khỏe, nhưng giờ thầy khẳng định chồng bà sẽ chết khiến bà hoàn toàn bỏ cuộc.

Bà Mai nhớ lại lúc con trai bà mua xe Tesla Model 3, thầy bói Tâm Thanh ở quận Cam dặn đi dặn lại là phải mua cho được chiếc xe màu đỏ, nội thất màu trắng sữa thì con trai bà mới làm ăn tốt. Đây là loại màu khó tìm, anh con trai phải chạy vạy khắp nơi mới tìm được chiếc xe đúng ý mẹ mình.

Con trai bà là kỹ sư phần mềm, nghe lời mẹ tìm mua cho được chiếc xe màu đỏ chói bần bật dưới cái nắng chói chang California. Dường như thầy bói của bà Mai nói đúng, vì từ lúc mua xe, công việc của anh kỹ sư thuận lợi hơn. Anh được nhận chính thức vào Amazon và còn được thăng chức. Việc con trai bà Bảy được lên chức gần đây cho thấy bà đã chọn màu xe hợp với tuổi con mình. Trong khi đó, Trang - con gái lớn của bà thì không nghĩ vậy. Cô không tin vào thầy bói như cha mẹ mình, chỉ nghĩ đơn giản rằng em mình học giỏi, tốt nghiệp trường tốt, lại chịu khó nên được nhận vào Amazon, chứ không phải do chạy chiếc xe Tesla màu đỏ.

Giờ ông Bảy lâm bệnh nặng nằm ICU đã hơn một tuần, thầy Thánh Linh từ Việt Nam đã nói vậy thì bà đành nghe theo. Bà gọi điện cho tất cả bà con hai họ thông báo ông Bảy đang bệnh rất nặng và có thể sẽ không qua khỏi. Bà cũng liên hệ nhà tang lễ, chuẩn bị hậu sự cho ông Bảy.

Trang tuy không đồng ý việc mẹ coi bói, nhưng cô hiểu ba mình đang bệnh rất nặng, nên chỉ im lặng khi mẹ cô quyết định rút ống cho ông Bảy vào ngày giờ đó.

Trang nhớ lại những ngày trước khi cô cùng mẹ vào thăm ông Bảy. Đó là ngày thứ chín ở ICU, bác sĩ Kevin khám cho ông Bảy bảo các ngón tay ông đã tím đen, dấu hiệu hoại tử do dùng thuốc vận mạch liên tục. Các thuốc này làm co thắt động mạch ở vùng ngoại vi như bàn tay và bàn chân, bóp máu đẩy về các động mạch trung tâm để giữ máu và huyết áp không bị tụt. Quan trọng lúc này là giữ máu lên não, tim và các cơ quan khác để cơ thể còn sống.

Tuy nhiên, dấu hiệu hoại tử ngón tay cũng cho thấy bệnh nhân không còn khả năng tự giữ huyết áp. Nhìn thấy tình trạng chồng như thế, bà Mai cũng biết cơ hội phục hồi của ông gần như bằng không.

Theo kinh nghiệm chuyên khoa, bác sĩ Kevin bắt đầu trao đổi với bà Bảy về hướng chữa trị. "Thưa bà, mọi thứ có vẻ không tốt hơn cho ông Bảy", Kevin chậm rãi nói.

"Tôi biết", bà Mai vừa sụt sùi vừa nói.

"Thường khi chữa trị bệnh nhân không có khả năng phục hồi thì có thể chuyển hướng qua chữa trị giảm nhẹ", Kevin từ từ giải thích.

"Nghĩa là sao hả bác sĩ?"

"Nếu trong những ngày tới, ông Bảy không khá hơn, thì mục tiêu chữa trị thay vì giúp bác phục hồi, tụi con sẽ chữa cho bác không còn đau đớn và có thể ra đi nhẹ nhàng."

Bà Mai dường như đã tiên đoán được bác sĩ sẽ nói điều này, nên không xúc động lắm khi nghe Kevin nói.

"Bác sĩ làm sao để ông đừng đau đớn là được."

"Vâng, con sẽ theo dõi ông Bảy thêm vài ngày nữa. Mọi việc để bác quyết định."

Đến ngày thứ mười một, tình hình sức khỏe ông Bảy vẫn không khả quan hơn. Gan vẫn suy, tim bị yếu, thận chạy nhân tạo và huyết áp phải dùng thuốc vận mạch. Ông Bảy không tự thở được, phải dựa hoàn toàn vào máy trợ thở. Các xét nghiệm lâm sàng cho thấy ông không còn phản xạ với lời nói.

Kevin đưa ra các lựa chọn kế tiếp, bao gồm mở đường ống ở khí quản nếu như tình hình ông Bảy vẫn không cải thiện hoặc sẽ rút ống thở.

"Bác sĩ ơi, tôi đưa ổng về nhà rồi rút ống được không?"

"Dạ được bác à. Con chỉ lo tình hình sức khỏe bác trai không đủ ổn định để đưa về nhà vì bây giờ bác Bảy phải dùng thuốc giữ huyết áp, máy thở, máy chạy thận nên khó di chuyển bằng xe cấp cứu được."

Bà Mai nhớ lời thầy Thánh Linh, biết là đã đến ngày ông Bảy sắp đi. Bà gọi điện về Việt Nam hỏi tiếp. Thầy Thánh Linh nói phải rút ống trong vài ngày nữa, chính xác ngày giờ nào thì thầy sẽ coi lại và báo cho bà Mai.

Vì thế, sau khi gặp bác sĩ Kevin hôm nay, bà Mai càng tin lời thầy Thánh Linh. Bà về nhà chuẩn bị hậu sự.

Đến ngày thứ mười hai ở ICU thì huyết áp ông Bảy đỡ hơn, ông chỉ còn dùng hai loại thuốc vận mạch. Kevin thấy chỉ số men gan bắt đầu giảm, xuống còn mức 300 so với trên 1000 ban đầu. Tuy nhiên, ông Bảy vẫn chưa phản xạ với các kích thích thần kinh.

Đến sáng ngày thứ mười ba ở ICU, Kevin thấy mừng vì giờ huyết áp của ông Bảy đã tốt hơn, không cần phải dùng thuốc vận mạch nữa. Đây là điểm quan trọng trong chữa trị vì cho thấy cơ thể bệnh nhân có dấu hiệu hồi phục.

Làm bác sĩ nhiều năm, Kevin hiểu rằng những chỉ số trong ICU có thể thay đổi rất nhanh. Hôm nay con số này có thể tốt hơn một chút nhưng bệnh nhân vẫn không hồi phục nhiều. Quan trọng nhất vẫn phải nhìn bức tranh tổng thể của bệnh nhân. Một người nằm ICU thở máy, bị suy đa cơ quan hôn mê trên một tuần, cho dù tỉnh lại thì chức năng não cũng khó như trước. Xét cho cùng, chất lượng cuộc sống và khả năng phục hồi mới là điều quan trọng nhất, chứ không phải một vài con số vô tri vô giác. Kevin luôn tin rằng ở mỗi bệnh nhân, anh có nhiệm vụ phải làm hết sức.

Hôm anh định báo cho bà Mai biết ông Bảy có những dấu hiệu lạc quan, thì bà Bảy đã muốn đưa chồng về nhà trong ngày mai để rút ống vì thầy Thánh Linh đã tìm được giờ tốt.

Việc chuyển bệnh nhân về nhà để ra đi bình yên không phải quá khó trong trường hợp ông Bảy vì giờ ông không cần phải dùng thuốc vận mạch nên có thể đưa lên xe cấp cứu và dùng máy thở xách tay cho đến khi về nhà. Nhưng cái khó là ông Bảy bắt đầu có những dấu hiệu hồi phục, mặc dù rất ít, trong khi người nhà đang muốn đưa ông về nhà rút ống thở.

“Thưa bác gái, hôm nay bác Bảy có những dấu hiệu đỡ hơn.”

Bà Mai nghĩ đến cảnh đám tang đang rầu rĩ, giờ nghe bác sĩ Kevin nói, chợt nhen nhóm chút hy vọng.

“Nghĩa là chồng tôi sẽ tỉnh lại hả bác sĩ?”

“Dạ thưa bác không ạ, bác Bảy vẫn rất yếu. Có những chỉ số cho thấy gan bác đang có dấu hiệu hồi phục. Bác có thể thấy da bác Bảy đã bớt vàng. Bác Bảy đã không còn dùng thuốc vận mạch để giữ huyết áp. Tuy nhiên, tim bác vẫn còn rất yếu, không phản xạ nhiều khi tắt thuốc gây mê, gan bác vẫn còn suy nặng, vẫn phải chạy thận nhân tạo với dùng thuốc trụ sinh.”

Việc cung cấp kết quả xét nghiệm và cập nhật diễn tiến bệnh cho người thân một cách chính xác nhưng không tạo ra quá nhiều hy vọng hay thất vọng là một nghệ thuật trong giao tiếp.

Kevin nhớ lại những ngày làm bác sĩ nội trú và nghiên cứu sinh chuyên khoa đã giúp anh giữ được sự cân bằng trong việc báo tin và tạo hy vọng, vì anh biết bệnh nhân ICU có thể thay đổi chỉ trong vài phút. Có người mới sáng vừa khỏe hơn, có thể mở mắt nói chuyện, thì buổi chiều đã mất. Bệnh nhân ICU như những chiếc lá vàng cuối thu còn sót trên cành, chỉ cần một cơn gió thoảng cũng có thể khiến chiếc lá lìa cành.

Bà Mai nhớ đến lời thầy Thánh Linh là chồng bà sẽ không qua khỏi, bà lại khóc:

“Chắc số ổng tới rồi bác sĩ à!”

Kevin im lặng. Anh hiểu những lúc này lời nói thường vô nghĩa.

“Mai bác sĩ cho tôi mang ổng về nhà cho kịp giờ rút ống nha.”

Kevin suy nghĩ một chút rồi nói: "Bác có thể cho bác trai thêm một vài hôm không?"

"Là sao bác sĩ? Lúc nãy bác sĩ nói là ông nhà tôi không tỉnh lại được mà?"

"Đúng là vậy bác Mai, nhưng có một số dấu hiệu cho thấy bác trai đang tốt hơn. Đưa về nhà lúc này rút ống chưa chắc là cách tốt nhất."

Kevin tin rằng ai cũng nên có một cơ hội để làm lại. Ngày xưa anh nộp đơn vào trường y đến ba lần mới được nhận. Từ đó, anh luôn thầm cảm ơn trường y đã cho mình cơ hội để trở thành bác sĩ chuyên khoa như hôm nay. Kevin tin tất cả bệnh nhân ICU, ai cũng nên có thêm một cơ hội. Anh muốn tiếp tục chữa cho bác Bảy vài hôm nữa trước khi bỏ cuộc đưa bác về nhà rút ống thở.

"Tùy bác sĩ, tôi tin bác sĩ lắm", bà Mai nói nhỏ nhẹ.

Ngày thứ mười bốn ở ICU, men gan ông Bảy trở về bình thường, các ngón tay, ngón chân trở nên hồng hào hơn. Ông cũng bắt đầu có dấu hiệu tự thở được.

Ngày thứ mười lăm, lần đầu tiên khi bác Mai nắm tay lay lay, ông Bảy đã he hé mắt.

"Ông ơi, ông ráng lên nhé. Có con cháu ông bên cạnh nè. Ông đừng bỏ tôi ông ơi!"

Bà khóc lên thành từng tiếng. Ông Bảy như nghe được, hai dòng lệ tuôn ra hai bên khoé mắt trên gương mặt tiều tụy.

Ngày thứ mười sáu ở ICU, sau khi kiểm tra thấy ông đã khỏe hơn, Kevin cho rút ống thở máy, chỉ dùng oxygen liều cao hỗ trợ thở cho ông Bảy.

Giờ ông đã có thể mở mắt và gật đầu khi thấy bà Mai vào thăm. Men gan của ông về mức bình thường. Xét nghiệm cho thấy ông không còn nhiễm trùng máu. Chỉ số đánh giá chức năng bơm máu của tim cải thiện lên 20%. Ông đã bắt đầu có thể ăn uống nhẹ.

Đến ngày hai mươi, gần ba tuần vào ICU, ông Bảy đã có thể ngồi dậy, nói chuyện dù chậm. Ông phục hồi như một phép mầu.

Sang ngày hai mươi mốt, ông Bảy được tập vật lý trị liệu tại giường và chuyển sang khoa nội tổng quát để tiếp tục chăm sóc phục hồi chức năng.

Ngày đẩy giường ông Bảy ra khỏi ICU, bà Mai quay lại nắm chặt tay Kevin nói: "Cảm ơn bác sĩ. Nếu không có bác sĩ thì ông nhà tôi giờ đã thành người thiên cổ rồi."

"Dạ không có gì bác gái, con chúc bác trai mau hồi phục."

Kevin đứng nhìn chiếc giường bệnh ICU được đẩy vào thang máy cho đến khi cửa thang máy khép lại. Anh quay người trở lại khoa ICU. Hôm nay khoa hình như vắng hơn mọi ngày. Bước vào phòng làm việc, Kevin ngả người trên ghế, hớp một ngụm cà phê, rồi chợt nghĩ đến lời nói năm xưa của thầy anh: "Ai cũng nên có thêm một cơ hội."

Lá gan hạnh phúc

Loan hồi hộp nhúng que thử thai vào ly nước tiểu. Cô đã trễ kinh hơn một tháng và đang rất lo sợ. Điều kinh khủng nhất có thể xảy ra lúc này là cô có thai.

Vài giây sau, que thử thai từ từ hiện rõ hai vạch đỏ còn sắc mặt của Loan lại dần tái mét. Cô thở không nổi nữa, ngồi bệt xuống sàn nhà và ôm mặt khóc. Chợt nhớ ra điều gì, Loan ngừng khóc, đứng lên. Cô ráng thử thêm lần nữa vì mong rằng đó chỉ là ngẫu nhiên. Lần này vẫn hai vạch.

Loan lại khóc, nức nở như chưa bao giờ khóc vậy. Loan tức giận vì một phút lỡ lầm ngu ngốc của mình. Cô giận vì đã không kiểm soát bản thân khi đồng ý quan hệ với Đan trong cuộc tình một đêm. Khóc cả buổi, Loan mệt mỏi đứng lên lấy điện thoại tìm số của Đan. Loan định viết thật dài, nhưng nghĩ đi nghĩ lại, cô chỉ nhắn vỏn vẹn: "Anh gọi cho em gấp. Em có chuyện muốn nói."

Nhắn xong, Loan quăng điện thoại, bất giác rờ xuống cái bụng vẫn còn phẳng lì của mình.

Một tiếng sau, Đan gọi điện lại: "Có chuyện gì vậy em?" Giọng Đan có phần bực dọc vì chàng đang làm việc.

"Em có thai rồi", Loan cố nói giọng tỉnh queo mặc dù nàng cảm nhận chữ "có thai" rung rung trong họng mình.

"Hả, em nói gì?"

"Em có thai", Loan lặp lại.

Đan không biết nói gì. Chàng im lặng, chợt nhớ đến những giây phút nồng cháy tình một đêm mà cả hai đã lao vào nhau cuồng điên vài tuần trước.

"Anh nghe em nói không?", Loan lên giọng.

"Anh nghe", Đan nói nhỏ, chàng vẫn còn bàng hoàng trước tin Loan có thai.

"Hôm nay thứ tư rồi, thứ sáu này anh bay xuống Orange County gặp em được không?"

"Gặp em?" Loan hỏi lại.

"Anh nghĩ mình cần gặp mặt nói chuyện cho rõ."

Tự dưng Loan thấy có cảm tình với Đan mặc dù cả hai đã đồng ý là chỉ làm tình một đêm rồi sẽ không liên lạc. Loan cảm nhận Đan đang muốn chia sẻ cảm giác sợ hãi của nàng lúc này.

"Okay anh. Em sẽ ra đón anh."

Cúp máy, Loan ngồi xuống xô-pha. Điện thoại nàng lại reo vì có mấy người đang coi nhà muốn nhờ nàng lấy hẹn. Loan với tay, chuyển máy qua chế độ tắt rồi chui vào phòng nằm khóc tiếp.

Loan gặp Đan rồi xảy ra cuộc tình một đêm là điều nàng không bao giờ nghĩ đến. Nhớ ngày đầu đi hội thảo địa ốc ở San Francisco, Loan choáng ngợp khi thấy đường sá đông đúc, nhỏ xíu, cứ lên xuống dốc, lại còn khó nhớ. So với quận Cam thông thoáng của nàng thì San Francisco là nơi nàng chưa bao giờ muốn đến sống.

Tuy nhiên, Loan mới vào nghề địa ốc được một năm. Nàng cần đi hội thảo, học thêm kỹ năng nói chuyện và kiến thức luật pháp. Nghề môi giới địa ốc ở California cực kỳ cạnh tranh, phải liên tục học hỏi và hòa nhập. Vì vậy, Loan quyết tâm bay lên phía bắc California đi dự hội thảo địa ốc.

Buổi sáng cuối tuần, vừa xuống sân bay thì Loan đi Uber thẳng về khách sạn tổ chức hội nghị. Vào khách sạn, nàng không biết nên đi đến đâu khi có đến hai, ba cái hội thảo đang cùng tổ chức.

Đang loay hoay cầm tờ rơi xem phòng họp ở đâu trên tầng ba, vừa ra khỏi thang cuốn, Loan xoay người về bên phải, chợt nàng đụng vào ai đó. Loan cuống cuồng ngước lên định xin lỗi thì nhận ra mình đã làm đổ ly cà phê Starbuck lên chiếc áo sơ mi trắng của một chàng trai. Anh ta hình như cũng đang đi hội nghị, mặc vest, tay xách tập hồ sơ.

"Ồ tôi thật lòng xin lỗi", Loan nói.

"Không sao. Tôi biết cô không cố ý", Đan lên tiếng mặc dù rất bực. Chàng đi làm gần khách sạn này, tranh thủ ghé qua hội thảo về công nghệ thông tin. Nhìn chiếc áo sơ mi trắng mới mua đã dính màu cà phê, Đan chưa biết phải làm sao.

"Tôi xin lỗi", Loan đỏ mặt lí nhí. Nàng thấy mình sơ suất quá, sao lại đi đứng vội vàng không để ý mà làm đổ cà phê vào người khác.

"Không sao, không sao", Đan nói nhỏ.

Chợt thấy có tiệm Starbuck gần đó, Loan nói: "Anh đi theo tôi nhé." Rồi nàng nhanh chóng đi về hướng đó.

Đan định bỏ đi, nhưng thấy Loan có vẻ kiên quyết nên đi theo. Đến nơi, Loan hỏi xin tiệm cà phê một xấp khăn giấy Napkin và mua chai nước lọc. Loan liền lấy nước đổ vào xấp khăn giấy rồi nói: "Anh thấm giấy này vào áo, sẽ bớt đen hơn."

Đan nhìn Loan chấm chấm giấy lên áo chàng, vừa thấy tội nghiệp, vừa buồn cười.

"Cô là người Việt?", Đan hỏi bằng tiếng Việt sau khi thấy tên Loan Nguyen, Realtor (người môi giới bất động sản) trên cái phù hiệu cô đeo.

"Dạ, em nói được."

Thế là hai người gặp nhau lần đầu do sự cố đổ cà phê. Buổi trưa, Đan nhắn tin hỏi Loan có rảnh thì đi ăn chung cho vui. Loan đang ở đây một mình, cũng thấy có lỗi với Đan nên nàng đồng ý.

Sáng giờ ngồi hội thảo mệt mỏi với cả đống bài thuyết trình, Loan thấy vui vẻ khi ra sân vườn ngồi ăn trưa với Đan. Chàng vẫn còn mặc chiếc áo sơ mi dính cà phê hồi sáng, giờ đã cài nút áo vest để che bớt phần ố bẩn. Loan thấy Đan nói chuyện có duyên, làm những mệt mỏi trong ngày tiêu tan.

Loan cũng không nhớ rõ vì sao lại để Đan lên phòng mình tối hôm trước khi về lại Orange County. Nàng chỉ nhớ tối đó nàng cảm thấy buồn vì cuộc chia tay với bạn trai hai tuần trước. Cảm giác cô đơn trống vắng, kèm theo chút rượu đỏ của buổi tối tuyệt vời và câu chuyện chia sẻ của Đan làm Loan thấy ấm áp. Nàng rủ Đan lên phòng xem phim, và cả hai đã có cuộc mây mưa nguyên đêm. Sáng hôm sau, Loan đi hội thảo trước khi bay về lại Orange County.

*

Loan đón Đan ở sân bay quận Cam y như đi đón người yêu. Nàng trang điểm nhẹ, đánh mắt đậm và mặc váy hồng. Loan đậu xe vào bãi và vào trong chờ Đan. Từ xa, Đan nhận ra Loan. Chàng ngạc nhiên vì chỉ hơn một tháng mà Loan nhìn có vẻ tròn ra và đẹp hơn.

Ngồi ăn với Đan, Loan nhận ra hình như nàng còn chưa biết gì về người đàn ông mình đang có thai với. Loan chỉ biết là Đan làm bên IT, còn chưa biết rõ là chuyên ngành gì. Hôm nay nói chuyện mới biết là Đan đang học lên cao học, chỉ đi làm bán thời gian.

Đan cũng ngạc nhiên là chàng không biết gì nhiều về Loan, chỉ biết nàng làm địa ốc nhưng Đan không nghĩ là nàng chỉ mới vào làm. Trước kia Loan bán hàng mỹ phẩm. Đang nói chuyện, đột nhiên Đan nhìn vào mắt Loan hỏi:

"Em có chắc cái thai này của anh không?"

Loan giật mình, có chút giận vì thấy mình bị xúc phạm. Vì sao Đan lại có thể hỏi như vậy.

"Dĩ nhiên rồi, em đâu có quan hệ với ai đâu", Loan vẫn kiên quyết.

"Anh hiểu, nhưng anh muốn thử DNA để chắc chắn được không em?"

"Nếu anh nghi ngờ thì tôi và anh không cần gặp nhau nữa."

"Không phải. Anh là người rõ ràng. Anh muốn chia sẻ với em về việc này, nhưng anh cần biết cái thai này phải của anh không."

Loan thấy ở Đan có sự thẳng thắn, dù đôi khi làm mích lòng người khác. Nàng cũng chưa biết là sẽ giữ cái thai này hay không. Loan năm nay vừa ba mươi tuổi, chỉ mới vào nghề nên thu nhập chưa có bao nhiêu, còn Đan thì vẫn đang đi học. Hỏi lại mới biết là Đan mới hai mươi bảy tuổi, nhỏ hơn nàng.

Sau vài tuần suy nghĩ, Loan quyết định giữ thai và báo Đan biết. Đan cũng thường xuyên đến thăm nàng hơn.

*

Những ngày sau đó là chuỗi ngày áp lực với Loan. Gia đình biết tin nàng có bầu, rồi bạn bè, và cả chỗ làm. Ba má nàng thất vọng ra mặt. Tuy sống ở Mỹ đã lâu, đầu óc hai ông bà khá phóng khoáng, nhưng việc Loan có bầu với Đan như vậy khiến hai người hụt hẫng, nhất là khi cả hai đều chưa có nghề nghiệp vững vàng. Dù vậy, việc ba mẹ Đan gọi điện nói chuyện với ba má Loan, bàn tính khi nào Loan sinh xong sẽ làm đám cưới cho hai đứa khiến ba má Loan cũng yên tâm phần nào.

Bụng bầu ngày càng lớn thì Loan đi đứng càng khó khăn. Loan đồng ý đi thử DNA và xác nhận Đan là ba đứa bé. Hai tháng trước khi sinh, Đan thu xếp công việc dọn về Orange County để lo lắng cho Loan. Lúc này Đan dọn hẳn vào căn nhà Loan đang thuê. Mọi thứ dần tạm ổn. Đan tiếp tục học online trong khi Loan vẫn tìm hiểu địa ốc và làm mấy việc lặt vặt để giữ khách hàng.

Cuối tuần, Đan chở Loan đi chợ y như một cặp vợ chồng mới cưới. Loan bụng lúc này đã lớn, đi lại có phần chậm chạp. Thấy Đan vất vả đẩy xe mua hàng, Loan cảm giác có vẻ mình đã có tình cảm thật với Đan.

Trong khi đó, tuy sống chung nhà với Loan, Đan vẫn giữ thái độ chừng mực. Thậm chí, Đan còn không muốn gần gũi vợ chồng với nàng lúc thai còn chưa lớn. Đan không thấy yêu Loan, chỉ thấy cần phải có trách nhiệm với cái thai trong cuộc tình một đêm này. Đan vẫn chưa quên được người yêu cũ ở San Francisco mà chàng buộc phải nói lời chia tay khi biết Loan có thai.

Ngày Loan chuyển dạ sinh con, Đan đưa nàng vào bệnh viện. Loan quyết định sinh mổ vì nàng nghe bạn bè nói sinh thường sẽ làm âm đạo giãn rộng ra.

Lúc Loan sinh mổ, Đan cũng có mặt trong phòng. Loan sinh một bé trai kháu khỉnh, mặt mũi nhìn y hệt Đan. Vừa chào đời, đứa bé đã nhăn mặt, khóc inh ỏi. Đan ôm đứa bé trong tay mà cảm động, tự dưng nước mắt chảy dài. Nhìn Loan vẫn ngủ do còn thuốc mê, Đan thấy thương Loan. Chàng ngồi xuống bên giường nắm chặt tay nàng.

Ôm đứa con trai bé bỏng mới sinh vào lòng, Đan thấy cuộc đời mình như sang trang mới. Tỉnh dậy, Loan oà khóc khi thấy đứa con trai kháu khỉnh và Đan ngồi bên giường. Đan cúi người hôn lên môi Loan, nụ hôn cuối mà họ trao nhau là hơn chín tháng trước. Hai người quyết định đặt tên con trai là Max, để mong cả hai đều đi xa hơn trong sự nghiệp sau khi sinh em bé.

Buổi chiều, Loan bắt đầu cho Max bú. Đứa bé lúc mới sinh khỏe mạnh, da dẻ hồng hào, ngậm miệng bú liên tục. Sáng hôm sau, Loan đang cho con bú thì đứa bé chợt ho sù sụ và ói mửa liên tục. Loan gọi bác sĩ nhi khoa thì được hướng dẫn cho bú ít lại và theo dõi tiếp. Tối hôm đó, bé vẫn ói mửa và bắt đầu chê sữa không thèm bú. Người Max nóng dần, nhịp thở tăng, và đột nhiên bé lên cơn co giật lúc nửa đêm. Loan sợ quá gọi cho bác sĩ nhi và được khuyên đưa vào bệnh viện cấp cứu.

Xét nghiệm máu cho thấy nồng độ amoniac trong máu của bé cao hơn bình thường và men gan tăng cao. Max lập tức được nhập viện để tìm ra lý do men gan tăng cao và ói mửa. Các xét nghiệm ban đầu đều không thể giải thích được. Trong lúc đó, men gan và chất amoniac trong máu của bé tiếp tục tăng lên mức gần 300.

Max được đưa vào ICU dành cho trẻ em. Dựa vào các triệu chứng lâm sàng, bác sĩ Tracy, bác sĩ chuyên khoa hồi sức tích cực nhi khoa, nghi ngờ bé bị một bệnh hiếm, thiếu một chất enzyme liên quan đến chuyển hóa ure trong người gọi là enzyme OTC (Ornithine Transcarbamylase Deficiency).

Bác sĩ Tracy lập tức cho xét nghiệm gen và kết quả xác nhận Max bị bệnh này. Đây là một bệnh di truyền hiếm gặp, chỉ xảy ra ở bé trai khi người mẹ là người mang gen khiếm khuyết.

"Con tôi có sao không bác sĩ? Sao bé ói hoài vậy?", Loan run rẩy hỏi khi gặp bác sĩ Tracy lần đầu.

"Thưa cô, bé Max bị thiếu một enzyme chuyển hóa trong gan làm cháu bị tích tụ chất amoniac nhiều hơn bình thường. Đó là lý do cháu bị ói mửa và co giật vì nồng độ amoniac cao tích tụ trên não", Tracy từ từ giải thích.

"Vậy bệnh này có chữa được không bác sĩ?", Đan xen vào hỏi.

"Trước mắt chúng tôi sẽ cố giảm nồng độ amoniac bằng cách chạy lọc máu và chỉnh sửa chế độ dinh dưỡng để bé ăn ít chất protein làm giảm thiểu amoniac."

Loan có cảm giác căn bệnh này của con cô sẽ kéo cuộc đời cô đi xuống. Bác sĩ Tracy nói thêm: "Điểm quan trọng nhất là phải kiểm soát nồng độ amoniac trong máu bé. Nếu quá cao sẽ dẫn đến tổn thương não, thậm chí tử vong."

Max còn quá nhỏ, mới sinh ra có hai ngày, nhưng khắp người bé đã ngổn ngang máy móc và ống nối. Hai mắt bé được che lại. Mũi thì gắn ống thở oxygen, trong khi miệng có ống truyền dịch thức ăn. Ở bụng dưới gắn hai ống truyền dịch loại lớn để chạy lọc máu. Các miếng dán điện tim đồ EKG nằm dọc trên ngực theo dõi nhịp tim, còn bàn chân nhỏ xíu của bé được đeo máy đo oxygen.

Chạy lọc máu được vài hôm thì nồng độ amoniac trong người Max giảm xuống còn dưới 200. Max cũng được cho ăn uống chế độ đặc biệt ở ICU để giảm protein xuống mức tối thiểu.

Từ lúc vào ICU, Loan như người trên trời rơi xuống. Vừa mới có được chút cảm giác hạnh phúc làm mẹ mấy tuần nay, mang trong người đứa con khỏe mạnh cứ liên tục đạp trong bụng và trải qua ca sinh mổ thành công, vậy mà niềm vui đó chẳng được bao lâu thì cô nhận tin dữ là con cô bị bệnh hiếm có khả năng tử vong.

*

Max ở ICU gần hai tháng mới được chuyển qua khoa nội nhi bên ngoài để chăm sóc tiếp. Do phải chạy lọc máu liên tục, lại có chế độ ăn uống kiêng khem nên Max giờ đây nhìn gầy gò hẳn so với những bạn khác. Da Max mỏng và xanh, tay chân ốm yếu, chỉ có cặp mắt là nhanh nhạy đáp lại mỗi khi có người đụng vào. Khi Max ra khỏi khoa ICU, Loan thấy có chút hy vọng.

Dạo này cả nàng và Đan đều quá stress. Những ngày Max ở ICU, cả hai thay phiên nhau vào bệnh viện, thậm chí có nhiều hôm ngủ lại để chăm sóc con nên hầu như không còn thời gian cho nhau. Đan phải xin bảo lưu một năm học để chăm sóc con. Chàng chán nản vì tưởng sinh con xong sẽ có thời gian tập trung cho sự nghiệp. Đan căng thẳng đến nỗi anh bắt đầu hút thuốc. Còn Loan cũng phải xin nghỉ làm địa ốc để có thể lo cho Max.

Sau khi ở khoa nội tổng quát vài hôm thì Max được cho về nhà, kèm theo hướng dẫn về dinh dưỡng và hàng chục cuộc hẹn với bác sĩ chuyên khoa. Đan và Loan vui mừng chưa xong thì đã bắt đầu thấy mệt khi Max liên tục khó ngủ, khóc nửa đêm, và liên tục bị tiêu chảy do ăn thức ăn đặc biệt.

Đến tháng thứ ba thì Max phải trở lại ICU do biến chứng viêm phổi và nhiễm trùng máu do chạy lọc máu. Thế là cả hai phải quay lại ICU túc trực. Vẫn là cô bác sĩ chuyên khoa hồi sức cấp cứu ICU đón Loan và Đan

“Bé có sao không bác sĩ?”, Loan mệt mỏi hỏi.

“Chúng tôi đã đặt ống nội khí quản cho bé, tạm thời thì bé không sao.”

“Nhưng với tình trạng này thì gan bé ngày càng yếu, có thể không còn khả năng sản sinh những protein quan trọng do bé bị suy protein”, Tracy giải thích.

“Có cách nào chữa khỏi bệnh này không bác sĩ?”

“Có một cách, nhưng... tôi nói thực là hy vọng rất thấp”, Tracy trầm ngâm.

“Cách gì vậy bác sĩ?”, cả Đan và Loan đều lóe lên chút hy vọng.

“Thay gan cho bé Max”, Tracy ngừng lại một lát rồi nói tiếp.

“Nhưng hy vọng này rất thấp vì hiện nay có quá nhiều người chờ ghép gan và quan trọng nhất là lá gan của người ghép phải tương thích với người nhận. Nếu không thì bé Max sẽ đào thải lá gan ra ngoài."

"Lấy gan của tôi được không bác sĩ?" Loan buộc miệng hỏi.

Đan hết sức bất ngờ vì không ngờ Loan có thể hy sinh cơ thể mình để có hy vọng cứu con.

"Cô thì không được, vì bản thân cô đã mang gen khiếm khuyết."

Cả ba im lặng vì nhận ra giải pháp ghép gan không có nhiều hy vọng.

"Vậy thì lấy gan tôi cho con tôi được không?", Đan chợt lên tiếng.

Loan quay sang nhìn Đan. Nàng cảm động không nói nên lời. Dù Max chỉ là kết quả của tình một đêm, cách Đan lo cho mẹ con nàng đến nay làm nàng quá cảm động. Và Loan không ngờ Đan muốn đưa gan của mình cho con.

"Nhưng lấy gan của anh Đan thì làm sao ảnh sống?"

Loan hỏi và Đan cũng thắc mắc điều đó, vì cả hai từ trước đến giờ chỉ nghe người hiến gan là người đã chết.

"Với kỹ thuật ghép gan hiện nay thì người sống có thể hiến tặng một phần lá gan của mình cho người khác. Theo thời gian thì phần gan hiến tặng có thể tái tạo lại."

Chợt Đan thấy có hy vọng. Chàng chỉ lo là nếu cho gan thì sẽ mất mạng. Nay nghe bác sĩ Tracy nói rằng có thể chỉ hiến tặng một phần lá gan, anh thấy yên tâm hơn.

Tối đó trên đường về nhà, Loan ôm Đan vào lòng thỏ thẻ:

"Cảm ơn anh. Em thật sự cảm phục anh quá! Anh đâu cần phải lo cho em và con như vậy."

"Chưa đâu em à. Còn phải xét nghiệm và nhiều thứ khác. Nhưng anh hy vọng Max sẽ được sống."

Thế là Đan đi xét nghiệm máu và hệ miễn dịch để xem có thể hiến một phần gan cho Max hay không. Đan và Loan đến gặp bác sĩ phẫu thuật ghép gan.

"Mổ ghép gan là ca phẫu thuật phức tạp, có thể xảy ra nhiều biến chứng nguy hiểm mà tôi muốn anh chị hiểu rõ. Nguy hiểm nhất là tử vong do mất máu và nhiễm trùng. Chúng tôi sẽ cố hết sức, nhưng phẫu thuật luôn có rủi ro."

"Tôi chấp nhận", Đan nói dứt khoát, nắm chặt tay Loan. Hai cặp mắt long lanh nhìn nhau.

Nhưng mẹ Đan, bà Tâm thì phản đối. Ngay từ đầu, bà đã phản đối mối quan hệ tình một đêm này. Bà vẫn nghi ngờ Max không phải là con ruột của Đan cho đến khi đứa bé sinh ra giống hệt Đan lúc nhỏ. Lúc đó thì bà an tâm hơn. Giờ đây khi nghe Đan nói sẽ hiến một phần lá gan của mình cho Max mà kết quả không chắc chắn, bà lại càng phản đối. Bà từng làm trong bệnh viện thời trẻ nên biết tỉ lệ thành công của ghép gan rất thấp.

"Con có suy nghĩ kỹ chưa? Vì nếu con có mệnh hệ gì thì cả con lẫn Max đều chết. Ba mẹ sẽ khó sống, con biết không?", bà Tâm nghẹn ngào.

"Con suy nghĩ kỹ rồi mẹ à. Con và Loan có duyên đến với nhau, giờ đây Max cũng vậy. Nhìn con trai phải gồng mình ráng sống mỗi ngày trong ICU khiến con không chịu nổi mẹ à."

Bà Tâm không nói gì thêm. Bà biết con trai đã quyết.

Các xét nghiệm cho thấy cơ thể Đan và Max tương thích với nhau, hệ miễn dịch của Max có thể sẽ không đào thải lá gan của Đan. Loan nghe bác sĩ Tracy nói mà lòng vô cùng mừng rỡ. Từ đáy vực sâu, giờ đây hy vọng về sự sống của con tràn trề trong Loan, cả Đan cũng vậy.

*

Ngày phẫu thuật ghép gan, hai cha con Đan và Max cùng được đưa vào phòng mổ. Loan và cả gia đình hai bên đứng bên ngoài cầu nguyện. Buổi tối hôm trước, Loan đã quỳ gối cả đêm trước tượng Chúa để cầu xin Ngài ban phước cho gia đình nàng.

Theo lịch, ca mổ sẽ kéo dài khoảng tám tiếng, bắt đầu từ bảy giờ sáng. Thế nhưng, đã hơn năm giờ chiều tức là đã qua hơn mười tiếng đồng mà các bác sĩ phẫu thuật vẫn còn mổ bên trong. Loan linh tính có chuyện chẳng lành.

Đến bảy giờ tối, cửa phòng mổ mở ra. Bác sĩ Mark, trưởng ca mổ báo tin vui cho Loan.

"Ca mổ thành công. Chúng tôi đã lấy một phần gan của anh Đan và ghép vào bé Max thành công."

Loan bật khóc, nàng khóc như lần đầu biết tin có thai. Mới gần một năm nay thôi mà Loan đã trải qua những khoảnh khắc tột cùng của hạnh phúc và đau khổ. Loan lả người đi. Nàng xỉu vì kiệt sức và lo âu.

Mổ xong, cả Đan và Max đều được đưa vào ICU. Loan hết chạy vào ICU khoa nhi đến ICU khoa người lớn để theo dõi.

Đến ngày thứ ba, Đan vẫn chưa tỉnh lại, trong khi Max đã mở mắt. Bé bắt đầu cảm nhận có lá gan mới trong người mình. Nhìn Max, Loan cứ xót thầm vì cơ thể nhỏ bé của con bị phình ra chỗ bụng để nhét một phần lá gan người lớn của Đan. Vết thương vẫn còn băng bó, nhưng có vẻ Max đã ổn định hơn khi chỉ số amoniac đang giảm dần.

Chỉ còn Đan nằm mê man trong ICU. Bác sĩ cho biết do mất nhiều máu trong ca mổ nên Đan giờ đây rất yếu.

Đến ngày thứ năm thì Đan mở mắt. Người đầu tiên anh thấy là dáng gầy gò của Loan, đang ngồi gục đầu kế bên giường bệnh. Miệng Đan vẫn còn ống thở nên không nói được. Chàng ráng lấy sức khều nhẹ vào người Loan. Nàng giật mình, ngỡ ngàng vui mừng khi thấy Đan đã tỉnh dậy. Loan quàng qua ôm lấy Đan.

"Em yêu anh."

Lần đầu tiên sau gần một năm, Loan mới nói ra cảm xúc của mình cho Đan nghe.

Đan gật đầu, ánh mắt chàng như mỉm cười với Loan. Nhưng rồi lại nhăn mặt, vì cơn đau chợt đến, nhưng vẫn ráng cười.

Nằm ICU thêm hai tuần thì Đan dần hồi phục. Chàng được chuyển qua khoa nội tổng quát. Bên khoa nhi, Max cũng bình phục sau ca phẫu thuật ghép gan, không còn phải chạy lọc máu. Tuy phải uống thuốc chống đào thải, nhưng Max đã bắt đầu dùng được những món mà em bé thường ăn. Loan do căng thẳng quá nhiều nên không còn sữa cho bé.

*

Một tháng sau, hai cha con đã hoàn toàn bình phục, có thể về nhà. Vết thương của Đan cũng đã lành, dù gương mặt vẫn còn xanh xao nhưng chàng thấy lòng mình vui hẳn lên.

Buổi tối hôm đó, lần đầu tiên cả gia đình có bữa cơm chung. Nói dùng cơm chứ thật ra Max vẫn còn bú bình. Tối đó, Loan tất bật chuẩn bị cơm nước cho Đan như một người vợ thật sự. Nàng nấu canh chua, kho cá lóc, là những món mà mẹ Đan nói chàng rất thích ăn. Có thời gian, Loan đều dành ra để học nấu ăn trên YouTube.

“Wow, em nấu canh chua ngon giống mẹ anh vậy?”, Đan khen.

“Vậy làm vợ anh được chưa?”, Loan cười lém lỉnh.

Đã lâu lắm rồi, Đan mới có dịp nhìn kỹ Loan. Chàng thấy nàng chỉ trong vòng một năm mà già đi nhiều. Năm trước, khi gặp Loan lần đầu, Đan đã say đắm vì cặp mắt long lanh, to tròn pha chút tinh nghịch của nàng. Giờ đây, vẫn cặp mắt long lanh đó nhưng đã hằn những nếp chân chim và vẻ tinh nghịch của cô nàng địa ốc ngày nào cũng phai bớt. Đan nhìn vào gương, thấy gương mặt mình cũng thay đổi quá nhiều chỉ trong một năm. Tóc chàng rụng nhiều, phần trán hói đi thấy rõ.

Ở phía cuối bàn, Max đang vô tư bú bình. Ánh mắt tinh nghịch của thằng bé hết nhìn Đan đến Loan rồi ré lên cười. Nhìn Max xoay người ôm bình cho đỡ vướng cái bụng căng to có lá gan người lớn, cả Đan và Loan nhìn nhau không nhịn được cười.

Đan chợt nắm lấy tay Loan, nhìn vào mắt nàng thủ thỉ: "Em làm vợ anh nhé."

Bệnh nhân khó

Khi tôi còn học trên giảng đường, bệnh nhân khó là bệnh nhân mắc bệnh lý phức tạp. Khi tôi làm bác sĩ nội trú, bệnh nhân khó là bệnh nhân có mạng sống chỉ tính bằng giờ. Đến khi tôi làm cho công ty luật, bệnh nhân khó là bệnh nhân có thể kiện tôi sau này.

Bây giờ, bệnh nhân khó là bệnh nhân mà tôi biết mình phải tạm biệt họ vào một ngày gần đây.

Trong y khoa, thảo luận tiên lượng với bệnh nhân là một kỹ năng, một sự kết hợp giữa khoa học và nghệ thuật. Nhiều bệnh nhân của tôi mắc ung thư thời kỳ cuối hay các bệnh tự miễn khó chữa thường hỏi "Bác sĩ ơi, tôi còn sống khoảng bao lâu nữa?" hay là "Bác sĩ có nghĩ tôi nên tiếp tục hóa trị/xạ trị?"

Cách đây nhiều tháng, tôi có một bệnh nhân mắc ung thư phổi di căn lên não và nhiều cơ quan khác. Cô đã qua một lần xạ trị não, cơ thể cô gầy yếu đi rất nhiều. Bác sĩ ung bướu khuyên cô làm hóa trị nhưng cô không chắc với phương án đó, vì thấy cơ thể mình còn yếu, không biết có đủ sức vượt qua đợt hóa trị nữa không.

Hôm gặp tôi, hai tay cô nắm chặt bàn tay tôi, siết nhẹ, ánh mắt trong veo nhìn thẳng vào mắt tôi, gương mặt giãn ra: "Tôi nên làm gì bây giờ bác sĩ?"

Dưới góc nhìn y khoa, dựa vào kết quả xét nghiệm và hình ảnh, tôi biết bệnh ung thư của cô đã di căn ra nhiều nơi. Bệnh nhân bị phù chân do chức năng gan đang suy giảm. Tôi nói chuyện với bác sĩ ung bướu và chúng tôi đồng ý rằng quyết định hóa trị chưa hẳn là tốt nhất trong thời điểm này. Nhưng nếu không làm hóa trị, chúng tôi có thể sẽ không còn cơ hội dùng liệu pháp này để làm chậm tiến trình ung thư nữa.

Ở góc nhìn khác, đây là một người mẹ đơn thân, cô có một đứa con trai vừa tốt nghiệp đại học. Anh chàng vừa tìm được công việc tại Amazon, có thu nhập cao. Tương lai đang rộng mở với người con, nhưng đột nhiên đóng sầm với người mẹ. Anh con trai tạm xin nghỉ làm để dành thời gian chăm sóc mẹ mình, mặc dù mới vào làm cho Amazon được vài tháng.

“Thưa cô, với cô thì bây giờ điều gì là quan trọng nhất?”, tôi hỏi.

“Công việc của con trai tôi. Thằng bé đã học hành cực khổ suốt mấy chục năm mới vào được một trường đại học danh tiếng và tốt nghiệp với tấm bằng giỏi. Giờ con tôi phải nghỉ làm ở nhà để lo cho tôi. Tôi thấy áy náy quá bác sĩ à.”

Tôi nói chuyện với cậu con trai. Cặp mắt anh đỏ hoe. Anh nói sẽ không thể tập trung làm việc nếu nhìn thấy mẹ anh mỗi ngày một thêm tiều tụy. Anh quyết định nghỉ làm để dành thời gian cho mẹ. “Bác sĩ biết không, mấy chục năm tôi toàn đi học xa nhà nên đâu có thời gian dành cho mẹ. Giờ bà chẳng may mắc bệnh ung thư, không còn sống được bao lâu. Tôi không còn tâm trí nào để đi làm nữa.”

Tôi khuyên anh hãy đi làm lại, xin hỗ trợ để y tá và người chăm sóc đến nhà chăm lo cho mẹ. Chúng tôi quyết định không dùng hóa trị. Mẹ anh hiểu có thể cuộc sống của cô sẽ ngắn đi vài ngày (hoặc vài tuần) do không dùng hóa trị, nhưng chất lượng cuộc sống có thể sẽ tốt hơn.

Những ngày kế tiếp, cuộc sống của bà mẹ đơn thân đã nhẹ nhàng hơn. Cô có người đến nhà giúp đỡ vệ sinh và ăn uống. Cô có xe lăn để khi cần có thể ra ngoài đi chợ mua đồ nấu ăn. Thời gian rảnh, cậu con trai đưa cô đi thăm bà con trong vùng. Anh cũng đi làm trở lại một tuần ba buổi theo như ước nguyện của mẹ mình. Một buổi tối, cô ra đi nhẹ nhàng trong giấc ngủ.

Lần gặp gần đây nhất, anh con trai đã có người yêu và sắp lập gia đình. Anh muốn tôi sẽ là bác sĩ gia đình cho cả nhà anh sau này. “Tôi không phải là một bệnh nhân khó”, anh con trai nói đùa.

“Được chứ.” Tôi đồng ý làm bác sĩ gia đình cho anh, vì tôi cũng hy vọng anh sẽ không là một bệnh nhân khó.

PHỤ LỤC

ICU nơi sự sống và cái chết luân phiên

I. ICU LÀ KHOA CÓ CHỨC NĂNG NHƯ THẾ NÀO TRONG BỆNH VIỆN?

Khoa ICU (Intensive Care Unit) là khoa chăm sóc đặc biệt, chuyên chữa trị các bệnh nặng nhất, nguy hiểm nhất đến tính mạng như đột quỵ, nhồi máu cơ tim, tai nạn giao thông, nhiễm trùng toàn thân, hay suy hô hấp cấp tính. Mục tiêu của khoa ICU là chẩn đoán, ổn định và giúp bệnh nhân hồi phục trong các trường hợp bệnh nặng, sau đó sẽ chuyển viện ra các khoa khác nhẹ hơn để bệnh nhân tiếp tục hồi phục.

Đây là một trong những khoa đặc thù của bệnh viện, hoạt động liên tục 24/7 do tính nghiêm trọng của bệnh (khoảng 30% bệnh nhân vào ICU tử vong). Khoa ICU luôn đặt tính an toàn, chống nhiễm khuẩn lên hàng đầu, quy tụ đông số lượng bác sĩ, điều dưỡng và chuyên gia.

Không phải bệnh viện nào tại Mỹ cũng có khoa ICU, do những yêu cầu khó khăn về nhân sự, như đòi hỏi phải có nhiều bác sĩ chuyên khoa có mặt và ứng trực, có điều dưỡng chuyên ngành và có các khoa hỗ trợ khác như khoa ngoại, cấp cứu, gây mê, và hình ảnh.

II. NHỮNG CÂU HỎI THƯỜNG GẶP KHI BỆNH NHÂN VÀO KHOA ICU

1. Tôi và gia đình sẽ được bác sĩ cập nhật tình hình của bệnh nhân bao lâu một lần và được cập nhật thế nào?

Tại khoa ICU, mỗi giây phút trôi qua đều là một cuộc chiến mà các bác sĩ và nhân viên y tế phải căng sức hồi phục bệnh nhân. Đối với người nhà cũng vậy, mỗi giây phút trôi qua, quý vị đều mòn mỏi mong ngóng tin của người thân. Các nhân viên ICU hiểu rõ những căng thẳng và thắc mắc của quý vị nên họ sẵn lòng trả lời các câu hỏi. Vì vậy, để biết rõ tình hình, quý vị nên hỏi trực tiếp bác sĩ hoặc điều dưỡng khoảng bao lâu sẽ có các cập nhật chẩn đoán, điều trị.

Thông thường, tại các khoa ICU ở Mỹ, bác sĩ chuyên khoa hồi sức cấp cứu sẽ đi thăm bệnh nhân ít nhất ba lần một ngày và điều dưỡng sẽ thăm bệnh ít nhất mỗi bốn tiếng đồng hồ. Thông thường những trường hợp nặng, bác sĩ sẽ thăm khám bệnh nhân liên tục. Tỉ lệ điều dưỡng trên mỗi bệnh nhân tại khoa ICU là thấp nhất tại bệnh viện, từ một đến ba bệnh nhân cho một điều dưỡng.

Thông thường, các bác sĩ và chuyên gia của khoa ICU sẽ hội chẩn (round) ngay tại giường bệnh vào buổi sáng, buổi tối, hay lúc bệnh nhân vừa nhập viện. Quý vị có thể tham dự buổi hội chẩn để được cập nhật về tình hình bệnh, trị liệu và tiên lượng.

Đôi khi, các bác sĩ và chuyên viên sẽ dùng rất nhiều từ chuyên ngành quý vị không hiểu. Điều đó không sao cả, quý vị có thể nhờ bác sĩ giải thích lại và chúng tôi - đội ngũ y bác sĩ - sẽ sẵn lòng giải thích cho quý vị hiểu. Trao đổi trực tiếp với bác sĩ và điều dưỡng ở ICU về thời gian quý vị được cập nhật bệnh tình sẽ giúp quý vị cảm thấy an tâm hơn. Quý vị cũng có thể gọi điện thẳng vào ICU để nói chuyện với điều dưỡng về những cập nhật điều trị.

Bác sĩ ở khoa ICU luôn có mặt để trả lời các câu hỏi của quý vị. Thời điểm nói chuyện tốt nhất với bác sĩ là vào buổi trưa, chiều, sau khi bác sĩ đã hội chẩn và thăm khám các bệnh nhân khác.

2. Tôi có được đụng chạm hoặc ôm người thân đang nằm ở ICU không?

Phần lớn trường hợp quý vị được phép đụng chạm người thân, ngoại trừ một số bệnh đặc biệt nguy hiểm dễ lây lan. ICU là nơi có nhiều bệnh nặng, nên việc ủng hộ tinh thần cho bệnh nhân đặc biệt quan trọng. Đụng chạm hoặc ôm vào thời điểm thích hợp có thể là cách tốt khiến bệnh nhân cảm nhận được sự chăm sóc của quý vị.

Từ đầu năm 2020, đại dịch Covid-19 hoành hành khắp thế giới, làm thay đổi cách chúng ta chăm sóc, lo lắng cho nhau. Quý vị cần phải được chích ngừa vắc-xin Covid-19 để giảm thiểu rủi ro cho bệnh nhân ICU và cho chính quý vị.

3. Những ai là bác sĩ và chuyên viên chăm sóc người thân của tôi tại khoa ICU?

Khám chữa bệnh cho bệnh nhân trong ICU tại Mỹ là công việc của một nhóm các bác sĩ và chuyên viên (teamwork) có thể lên đến mười người hoặc hơn. Dẫn đầu nhóm là bác sĩ chuyên khoa hồi sức cấp cứu (ICU doctor/Intensivist). Đây là bác sĩ nội khoa, được đào tạo chuyên khoa sâu về phổi và chăm sóc đặc biệt, có khả năng làm nhiều thủ thuật can thiệp trong khoa ICU.

Các bác sĩ chuyên khoa khác có thể thăm khám người thân của quý vị gồm:

- Bác sĩ chuyên khoa tim mạch (Cardiologist) là bác sĩ nội khoa được đào tạo chuyên sâu về tim mạch, chuyên chẩn đoán và điều trị những bệnh liên quan đến tim như nhồi máu cơ tim, suy tim hay các bệnh về mạch máu.
- Bác sĩ chuyên khoa phẫu thuật chấn thương (Trauma Surgeon) là bác sĩ chuyên khoa ngoại được đào tạo thêm về chấn thương. Bác sĩ này sau khi phẫu thuật cho bệnh nhân xong (thường sau khi bệnh nhân bị tai nạn) sẽ kết hợp với bác sĩ chuyên khoa hồi sức cấp cứu để cùng điều trị cho bệnh nhân.
- Bác sĩ gây mê (Anesthesiologist) là bác sĩ chuyên khoa gây mê hay gây tê trong trường hợp cần phải đặt nội khí quản hay làm các thủ thuật khác tại khoa ICU.
- Bác sĩ thận (Nephrologist) là bác sĩ chuyên khoa nội, chuyên điều trị các bệnh lý về thận

hay xử lý các trường hợp chạy thận nhân tạo. Do các bệnh lý ICU thường ảnh hưởng đến tim, não, và thận là cơ quan bị ảnh hưởng theo.

- Bác sĩ chuyên khoa các bệnh truyền nhiễm (Infectious Disease Specialist). Bệnh nhân ICU thường có vấn đề về nhiễm trùng nặng, sốc và họ cần một bác sĩ có kinh nghiệm, hiểu biết về các loại vi trùng, thuốc trụ sinh, đặc biệt là trường hợp liên quan đến virus HIV.
- Bác sĩ nội thần kinh (Neurologist) chuyên điều trị các bệnh đột quỵ, nội thần kinh hay động kinh.
- Bác sĩ ngoại thần kinh (Neurosurgeon) là bác sĩ chuyên khoa mổ não trong các trường hợp chấn thương, có khối u não, hay các bệnh về thần kinh cần can thiệp phẫu thuật. Thông thường, sau khi các bệnh nhân phẫu thuật xong sẽ được chăm sóc đặc biệt tại khoa ICU để được theo dõi kỹ.
- Bác sĩ cơ xương khớp và bệnh tự miễn (Rheumatologist) là bác sĩ chuyên trị các bệnh tự miễn nguy hiểm trong khoa ICU như Lupus ban đỏ, xuất huyết phổi, vảy nến, hay viêm khớp.
- Bác sĩ ung bướu và huyết học (Oncologist/ Hematologist) là bác sĩ nội khoa chuyên về ung thư, chuyên trị các biến chứng nguy hiểm khi điều trị ung thư như thấp tiểu cầu, thấp hồng cầu.

- Bác sĩ nội trú (Resident Physician) và bác sĩ nghiên cứu sinh (Fellow). ICU là chương trình đào tạo bắt buộc của nhiều đối tượng như bác sĩ chuyên khoa nội, bác sĩ chuyên khoa ngoại, bác sĩ tim mạch, và cũng là nơi làm việc của bác sĩ nghiên cứu sinh (ICU/ Pulmonology Fellow), đây là những bác sĩ đã học xong nội trú nội khoa, hiện đang học thêm về khoa ICU.

- Sinh viên y khoa (MD/DO students) và các sinh viên khác (PA students or Nursing students) cũng sẽ trải qua kỳ thực tập tại ICU.

- Điều dưỡng chăm sóc đặc biệt (ICU Nurses) là những điều dưỡng được cấp giấy phép hành nghề (RN) có kinh nghiệm và kiến thức về khoa ICU. Điều dưỡng chăm sóc đặc biệt là người thường ở bên cạnh bệnh nhân nên quý vị có thể hỏi điều dưỡng tại ICU rất nhiều thông tin về bệnh viện, cách chăm sóc bệnh và cả cách liên lạc với bác sĩ.

4. Các chuyên viên khác có thể chăm sóc người thân của quý vị tại ICU?

- Dược sĩ lâm sàng (Clinical Pharmacist) ICU, là dược sĩ lâm sàng được đào tạo đặc biệt chuyên sâu về khoa hồi sức cấp cứu, chuyên về các loại thuốc đặc trị trong khoa ICU, theo dõi các tương tác của thuốc, và hỗ trợ bác sĩ trong chẩn đoán và theo dõi bệnh.

- Bác sĩ tâm lý (Psychologist), là người hỗ trợ gia đình hoặc bệnh nhân liên quan đến các vấn đề về tâm lý xảy ra trong lúc nằm ICU.

- Chuyên viên hô hấp (Respiratory Therapist), là chuyên viên hỗ trợ cho bệnh nhân thở, dùng máy thở và theo dõi hệ hô hấp của bệnh nhân. Chuyên viên hô hấp thường làm việc chặt chẽ với bác sĩ ICU và các bác sĩ khác để giúp bệnh nhân mau phục hồi cách thở và không sử dụng máy thở nữa.
- Chuyên viên xã hội (Social Worker), là chuyên viên hỗ trợ quý vị về giấy tờ, bảo hiểm, các dịch vụ xã hội, hay các dịch vụ khác liên quan trong lúc nằm ICU.
- Cha xứ, mục sư, hay sư thầy, là các chuyên viên hỗ trợ tâm linh, tinh thần cho bệnh nhân nặng, bệnh nhân nan y, hay gia đình có bệnh nhân vừa mất.

5. Nên chọn khoa ICU của bệnh viện nào để chữa trị?

Lưu ý là dữ liệu trong bài viết này từ Hoa Kỳ và các bệnh viện tại California nên có thể chưa chính xác với tình hình tại Việt Nam. Tuy nhiên, các ý kiến chung về chọn khoa ICU và trang thiết bị có thể giúp quý vị đưa ra lựa chọn phù hợp.

Câu trả lời ngắn gọn là quý vị nên nghe theo bác sĩ gia đình để chọn bệnh viện, vì bác sĩ gia đình thường biết rõ bệnh tình hay người thân của quý vị. Nếu chỉ là những bệnh hay thủ thuật thông thường mà bệnh nhân cần phải vào bệnh viện như nội soi ruột, các bệnh suy tim hay nhiễm trùng nhẹ, cần nhập viện vài hôm để theo dõi thì bệnh viện nào cũng đều có thể chữa tốt.

Tuy nhiên, khi nói đến ICU, nơi mà lằn ranh sinh tử dựa trên các phác đồ điều trị, đôi khi chỉ cách nhau một vài triệu chứng nhỏ hay các chỉ số xét nghiệm. Để chẩn đoán đúng một ca bệnh phức tạp, bác sĩ đôi khi cần phải dựa vào một vài triệu chứng rất nhỏ hay những thay đổi chỉ số xét nghiệm. Thời gian chữa trị là vàng tại ICU. Một ca nhiễm trùng cấp tính nếu chẩn đoán đúng sớm hơn một giờ có thể cứu mạng bệnh nhân. Khi đó, kinh nghiệm chữa trị ICU của bác sĩ và bệnh viện có thể thay đổi chất lượng chăm sóc, thậm chí mạng sống của bệnh nhân. Các nghiên cứu chỉ ra rằng các bệnh viện lớn, có hệ thống kiểm soát nhiễm khuẩn nghiêm ngặt trong ICU thường có kết quả tốt hơn trong việc ngăn ngừa nhiễm trùng chéo. Vì thế, việc chọn khoa ICU ở bệnh viện nào có thể ảnh hưởng đến kết quả điều trị.

Giao tiếp giữa bác sĩ, điều dưỡng, bệnh nhân, và người nhà bệnh nhân trong ICU cũng là một yếu tố quan trọng khác để chọn bệnh viện. Bệnh nhân và người nhà cần phải được thông báo bệnh tình rõ ràng, liên tục. Tại các bệnh viện lớn, việc giao tiếp có thể khó khăn hơn do khoa ICU thường lớn và có nhiều bệnh nhân hơn. Trong khi đó, khoa ICU ở bệnh viện nhỏ có thể giúp việc giao tiếp giữa bác sĩ và bệnh nhân hiệu quả hơn.

Tóm lại, việc chọn bệnh viện và khoa ICU có thể ảnh hưởng đến kết quả điều trị, vì vậy, quý vị nên chọn bệnh viện theo bác sĩ gia đình giới thiệu hay chọn bệnh viện lớn có kinh nghiệm trong chăm sóc bệnh nhân ICU.[1]

---

[1] https://jamanetwork.com/journals/jama/fullarticle/2627971

III. CÁC THỦ THUẬT VÀ BIẾN CHỨNG THƯỜNG GẶP KHI BỆNH NHÂN VÀO ICU

1. Các thủ thuật thường làm trên bệnh nhân trong khoa ICU?

Xoa bóp hồi sức cấp cứu tim phổi (CPR): Thủ thuật khẩn cấp được thực hiện khi bệnh nhân đột ngột ngừng tim thở (mã Code Blue). Lúc này sẽ có bác sĩ thực hiện ép tim ngoài lồng ngực nhanh, liên tục ở mức 100 nhịp/phút trong khi các bác sĩ khác sẽ tìm cách kích thích tim đập lại như tiêm thuốc vào mạch. Đây là một trong những thủ thuật hay làm nhất tại ICU, nơi có rất nhiều bệnh nhân bị bệnh nặng. Tỉ lệ thành công của kỹ thuật này không cao, trung bình khoảng 8%, trái với hình ảnh hồi sức cấp cứu thành công bạn thường thấy trên phim ảnh. Nói cách khác, một khi bệnh nhân đã ngưng tim phổi tại ICU thì nhiều khả năng bệnh nhân đó sẽ ra đi.

Đặt ống nội khí quản (Intubation): Thủ thuật bác sĩ sẽ thực hiện khi bệnh nhân không thể tự thở được, dẫn đến nguy hiểm tính mạng. Bác sĩ sẽ đặt ống thở vào thanh quản, sau đó nối ống này với máy trợ thở. Thường bệnh nhân phải cần máy thở khi tình trạng hô hấp đột ngột trở nặng hoặc đang có những bệnh nguy hiểm như đột quỵ, nhiễm trùng toàn thân, hay sốc phản vệ nặng.

Đặt tĩnh mạch chính (Central line placement) ở vùng cổ, cánh tay, hay bẹn: Khi bệnh nhân bệnh nặng hơn, bác sĩ cần nhanh chóng đưa nhiều nước biển, thuốc, và các loại dịch khác vào hệ mạch máu. Một lý do khác là ở bệnh nhân lớn tuổi đôi khi các ven ở tay và chân khó tìm, không đủ lớn để đưa nhiều dịch vào bên trong hệ mạch, vì vậy cần có một đường truyền lớn hơn. Thủ thuật này sẽ đặt ống nhựa nhỏ vào một trong các tĩnh mạch trung tâm ở gần cổ hay bẹn, giúp việc rút máu và tiêm thuốc truyền dịch vào cơ thể nhanh hơn. Bác sĩ ICU sẽ dùng máy siêu âm để hỗ trợ việc đặt ống tĩnh mạch chính xác hơn.

Siêu âm tim (Bedside echo cardiac) tại buồng ICU: Bác sĩ sẽ dùng máy siêu âm tại chỗ và theo dõi cấu trúc tim, cách tim co bóp, và ước lượng khả năng ép tim EF (Ejection Fraction). Đôi khi bác sĩ sẽ đặt ống siêu âm vào đường miệng để xem hình và cử động tim từ bên trong.

Lấy nước ổ bụng (Paracentesis) dùng máy siêu âm hỗ trợ: Nhiều bệnh nhân xơ gan giai đoạn cuối khi vào ICU thường bị tích nước ở vùng bụng và cần đến thủ thuật này để làm giảm khó thở. Bác sĩ sẽ dùng máy siêu âm tìm ra vị trí túi nước trong bụng, sau đó dùng đầu dò để đưa kim vào chỗ có nước và rút nước ra. Lưu ý là bụng có thể tích nước sau một thời gian rút nước. Thủ thuật này thường có rủi ro là nhiễm trùng vùng bụng, tổn thương ruột (lủng ruột), hay bị chảy nước sau khi rút kim.

Lấy nước ở phổi (Thoracentesis) dùng máy siêu âm hỗ trợ: Nhiều bệnh nhân bị viêm phổi hay suy tim khi vào ICU thường bị tích nước ở phổi khiến bệnh nhân khó thở, phải ngủ ngồi, và mệt mỏi do thiếu oxy. Bác sĩ sẽ dùng máy siêu âm tìm ra vị trí túi nước ở phổi, sau đó dùng đầu dò để đưa kim vào chỗ có nước và rút nước ra.

Nội soi bao tử (EGD) hay nội soi ruột (Colonoscopy) để xem nguyên nhân mất máu: Bác sĩ sẽ đưa một ống soi có camera vào bên trong miệng bệnh nhân để xem thực quản, bao tử, và một phần ruột non có bị chảy máu hay không. Đôi khi bác sĩ sẽ đút camera từ hậu môn bệnh nhân để xem có chảy máu ở ruột già hay không.

Lắp máy chạy thận nhân tạo (Dialysis): Bác sĩ sẽ nối tĩnh mạch và động mạch của bệnh nhân với máy chạy thận nhân tạo giúp bệnh nhân lọc máu tạm thời. Đa số các máy chạy thận nhân tạo trong ICU là máy tạm thời nên bệnh nhân sẽ được chạy qua đường lọc tạm thời, thường ở vùng cổ hay háng. Nếu bệnh nhân hồi phục sau khi chạy thận tạm thời, thì sẽ được rút các ống này ra. Nếu bệnh nhân phải chạy thận lâu dài thì bác sĩ sẽ làm một lỗ (gọi là lỗ rò động - tĩnh mạch FAV) ở cánh tay hay háng để làm nơi đút ống chạy thận.

2. Các biến chứng người thân của quý vị có thể gặp trong ICU?

Nếu người thân quý vị chẳng may nhập viện và cần phải vào ICU, ví dụ đột quỵ, chăm sóc sau mổ, phẫu thuật sau tai nạn, hay bị nhiễm trùng nặng, thì bệnh nhân sẽ cần thời gian hồi phục.

Số ít bệnh nhân đang trong giai đoạn hồi phục chẳng may mắc thêm các biến chứng khác như:

Viêm phổi (Pneumonia): Là một trong những biến chứng hay gặp với bệnh nhân sau khi mổ và cần phải thở máy. Có nhiều lý do dẫn đến viêm phổi trong ICU, chủ yếu do bệnh nhân bệnh nặng, hai lá phổi không còn hít thở ra vào như bình thường nên dễ dẫn đến tích tụ nước, tích tụ vi khuẩn cộng thêm hệ miễn dịch yếu đi. Yếu tố quan trọng khác là do bệnh nhân thở máy cũng khiến tăng rủi ro tích tụ vi khuẩn hay nấm trong đường phổi. Thường bác sĩ sẽ chụp hình XR tại giường bệnh để theo dõi xem bệnh nhân có mắc viêm phổi không. Bác sĩ cũng sẽ cho bệnh nhân nằm cao để tăng lưu thông phổi, giảm rủi ro viêm phổi. Khi bệnh nhân đã rút ống thở thì cần tập các bài tập hít thở để tăng sức khỏe của lá phổi.

Suy thận cấp tính (Acute kidney injuries): Là một trong những biến chứng thường gặp do có những tổn thương đột ngột xảy ra với thận như thay đổi áp lực đột ngột đến thận (thiếu nước do bị yếu tim), bị nhiễm trùng toàn thân (Septic shock), hoặc bị nghẽn do tuyến tuyền liệt, hoặc tổn thương cầu thận do tác dụng phụ của thuốc. Bệnh nhân thường bị giảm GFR đột ngột và tăng men Creatinin (Cr.) cao hơn ngưỡng bình thường. Việc theo dõi chức năng thận trong ICU thường dựa vào chỉ số GFR/Cr. Khi chỉ số GFR phục hồi và Cr giảm gợi ý thận đang được phục hồi.

Suy gan cấp tính (Acute liver failure): Là một biến chứng khác khi gan bị tổn thương đột ngột. Lý do hay gặp nhất là thiếu máu đến gan do tim bị hư, bị ngưng, hay tổn thương tế bào gan do viêm sưng từ thuốc hay virus. Chỉ số men gan (AST và ALT) sẽ tăng cao nhiều lần trong trường hợp suy gan, thường là gấp mười, hai mươi lần, thậm chí một trăm lần ngưỡng bình thường. Khi men gan tăng cao nhanh chóng là dấu hiệu nguy hiểm cho thấy gan không còn làm việc được nữa. Theo dõi men gan cũng là một trong những chỉ số thường quy trong ICU để biết chắc gan không bị tổn thương.

Trụy tim hay còn gọi là nhồi máu cơ tim (Heart attack): Khi bệnh nhân vào khoa ICU vì các bệnh không liên quan đến tim ví dụ như đột quỵ, hậu phẫu, hay nhiễm trùng thì quả tim bệnh nhân vẫn có thể bị ảnh hưởng. Đầu tiên là máu cung cấp cho tim từ động mạch vành có thể sẽ ít hơn do các tổn thương khác như nhiễm trùng hay đột quỵ trong khi tim lại phải làm việc nhiều hơn để liên tục bơm máu và oxy cho cơ thể phục hồi. Vì vừa phải làm việc nhiều trong khi ít máu và dinh dưỡng trực tiếp vào tim, chưa kể các bệnh lý nền như xơ vữa động mạch, bệnh nhân sẽ dễ bị nhồi máu cơ tim trong lúc chữa trị ở ICU. Vì vậy, cần theo dõi các chỉ số EKG liên tục trên màn hình.

Đột quỵ (Stroke): Là một biến chứng hay gặp khác khi bệnh nhân vào ICU. Bệnh nhân có thể nhập viện vì lý do không liên quan đến đột quỵ. Tuy nhiên, do nằm ICU, tim và mạch máu có thể bị tổn thương, dẫn đến máu bơm lên não bị giảm. Nếu bệnh nhân có những bệnh nền làm xơ vữa động mạch như cao huyết áp và tiểu đường sẽ tăng rủi ro thiếu máu cục bộ một vùng của não bộ như đột quỵ. Đột quỵ do xuất huyết não ít xảy ra ở ICU hơn là đột quỵ do nghẽn mạch máu.

Xuất huyết đường ruột/bao tử (GI bleeding): Bệnh nhân khi vào ICU, thường sẽ bị stress cộng thêm ăn uống không đầy đủ một thời gian, vì vậy, dịch axit từ bao tử và ruột có thể tiết ra nhiều hơn, dẫn đến rủi ro bị loét bao tử hay xuất huyết đường ruột. Vì lý do này, các bệnh nhân ICU thường được cho thuốc ức chế axit trong khi nằm ICU.

Viêm ruột do vi khuẩn (C. Diff colitis): Là biến chứng hay gặp khi bệnh nhân nhập viện ICU do nhiễm trùng, dùng ống thức ăn và được cho nhiều thuốc trụ sinh mạnh. Dùng nhiều thuốc trụ sinh có thể ảnh hưởng đến các thảm vi khuẩn đường ruột, khiến vi khuẩn Clostridioides Difficile phát triển. Bệnh nhân bị nhiễm khuẩn C. Diff thường bị tiêu chảy, mất nước và có thể tử vong.

Suy dinh dưỡng: Là biến chứng hay gặp khi bệnh nhân nằm ICU lâu ngày và ít vận động. Bệnh nhân ICU thường yếu và lớn tuổi, khả năng hấp thu dinh dưỡng và tiêu hóa giảm, dẫn đến phần cơ thịt bị teo lại, cơ bắp và giọng nói yếu, phổi thở nông, và đi đứng khó khăn. Vì vậy, cần theo dõi dinh dưỡng ngay từ khi bệnh nhân mới phục hồi và cho bệnh nhân tập vật lý trị liệu sớm trong lúc ở ICU để tăng cường sức mạnh cơ thể.

Kháng thuốc trụ sinh (Drug resistance): Là khi bệnh nhân bị nhiễm trùng mà bác sĩ không có thuốc trụ sinh để diệt vi khuẩn. Các loại vi khuẩn trong ICU hay lờn thuốc nhất là MRSA (methicillin-resistant Staphylococcus aureus), vancomycin-resistant Enterococcus (VRE), extended-spectrumbeta-lactamases producers (ESBL). Những loại vi khuẩn này kháng hầu hết loại trụ sinh mạnh, dẫn đến bệnh nhân bị nhiễm trùng nặng hơn và có thể tử vong.

Sưng da phù nề: Là một biến chứng khác hay gặp khi bệnh nhân nằm viện lâu ngày, cơ thể tích nước, gan hay thận bị suy. Khi gan bị hư không tạo ra Albumin, một loại protein có chức năng giữ nước bên trong mạch máu, thì nước sẽ chảy ra bên ngoài thành mạch máu dẫn đến phù nề. Khi bệnh nhân bị hư thận cũng vậy, nước bị tích tụ lại dẫn đến sưng phù cả người. Để chữa phù nề cần tìm ra lý do gây bệnh chính kèm theo xoay người bệnh nhân liên tục nhằm giảm ứ đọng nước do trọng lực.

IV. CÁC KỸ THUẬT CHẨN ĐOÁN HÌNH ẢNH THƯỜNG LÀM TRONG ICU

Các bác sĩ trong ICU sẽ dùng nhiều kỹ thuật hình ảnh để tìm ra lý do bệnh hoặc theo dõi bệnh. Mỗi kỹ thuật hình ảnh có điểm mạnh và điểm yếu khác nhau. Bác sĩ ICU sẽ thường kết hợp các loại hình ảnh, chỉ số xét nghiệm, và dựa vào tình trạng bệnh của bệnh nhân để đưa ra hướng tốt nhất.

Chụp X-quang (X-ray): Là cách bác sĩ thường dùng để chẩn đoán và theo dõi bệnh tại ICU. Chụp X-quang trong khoa ICU thường là chụp hình ở khoang ngực, bụng, hay một phần cơ thể, thường được thực hiện bằng máy chụp di động, được kỹ thuật viên mang đến tận giường bệnh ICU để chụp. Chụp X-quang dễ cho thấy không khí, nước trong phổi, viêm phổi, viêm sưng tắc ruột, và xương bị gãy. Chụp X-quang chỉ thấy các chi tiết lớn, thường không thấy rõ các chi tiết nhỏ hay các chi tiết liên quan đến phần mềm như cơ bắp, dây chằng, hay dây thần kinh. Chụp XR rất nhanh, dưới một phút, và có thể chụp bất kỳ lúc nào, kể cả khi bệnh nhân ICU đang trong tình trạng không ổn định.

Chụp CT (Computer Tomography): Là loại X-quang đặc biệt khi có hàng trăm tia X-quang chụp thành cắt lớp của cơ thể. CT có thể nhìn rõ chi tiết trong cơ thể hơn X-quang, như thấy tụ máu trong não, gãy xương, hay xem cấu trúc phổi. Để chụp CT thì điều dưỡng phải di chuyển bệnh nhân về khoa chẩn đoán hình ảnh để chụp. Chụp CT có hai loại: không cản quang và cản quang. Loại không cản quang là chụp các tổn thương thường. Còn loại có chất cản quang sẽ giúp nhìn thấy các cơ quan có mạch máu rõ hơn (nếu dùng chất cản quang qua đường máu), hay nhìn thấy các cơ quan nội tạng như ruột và bao tử rõ hơn (nếu dùng chất cản quang uống vào). Lưu ý là dùng chất cản quang qua đường máu có thể làm tổn thương thận. Chụp CT khá nhanh, mất năm đến mười phút nhưng bệnh nhân phải trong tình trạng ổn định mới đi chụp được.

Chụp cộng hưởng từ MRI: Là loại hình ảnh có chất lượng rõ nét nhất, cần thời gian lâu nhất để chụp. Chụp MRI không có tia xạ nên khá an toàn. Chụp MRI dựa trên nguyên lý năng lượng của các nguyên tử nước (H_2O) ở các cơ quan nội tạng trong người tỏa ra khác nhau trong môi trường nam châm. Máy tính sẽ nhận các tín hiệu này và tái tạo lại hình ảnh. Điểm quan trọng nhất của bệnh nhân ICU khi chụp MRI là phải chắc họ không được để bất kỳ mảnh kim loại nào trong cơ thể, như các bộ phận nối xương hay mảnh kim loại bị kẹt trong người. Nếu có mảnh kim loại thì nam châm rất mạnh từ máy MRI có thể hút miếng kim loại hay làm tổn thương bệnh nhân.

Chụp MRI có thể nhìn thấy các cấu trúc dây thần kinh cột sống, các tổn thương não do đột quỵ, hay các cấu trúc của khối u ung thư. Để chụp MRI thì điều dưỡng phải di chuyển bệnh nhân về khoa chẩn đoán hình ảnh để chụp. Chụp MRI cũng có hai loại: không cản quang và cản quang. Lưu ý là việc dùng chất cản quang khi chụp MRI có thể làm tổn thương thận. Chụp MRI thường mất 20-30 phút nên bệnh nhân ICU phải rất ổn định mới chụp được.

Chụp kết hợp PET/CT: Chụp PET là cách ước đoán gián tiếp chỗ nào trong cơ thể đang tiêu thụ nhiều năng lượng, như theo dõi các nguyên tử đường có đánh dấu đồng vị phóng xạ được hấp thu vào cơ thể như thế nào, theo dõi các tế bào ung thư hay vùng nhiễm trùng, vì các tế bào này thường cần nhiều năng lượng hơn các tế bào khác, nên sẽ hấp thu đường nhiều hơn, dẫn đến tín hiệu PET cao hơn. Trong ICU, có những trường hợp nhiễm trùng không rõ lý do và không rõ vị trí. Chụp PET/CT sẽ có thể chỉ ra vị trí của ổ áp xe nhiễm trùng (abscess) và hướng dẫn cách điều trị tốt hơn. Ngoài ICU, kỹ thuật PET/CT còn dùng để theo dõi khối u của người bệnh ung thư.

Siêu âm: Là một trong những kỹ thuật thường dùng nhất tại ICU do hình ảnh từ máy siêu âm là hình ảnh động, có thể giúp bác sĩ quan sát, ước lượng chức năng tim phổi hay hỗ trợ can thiệp thủ thuật. Máy siêu âm tại ICU thường di động, có thể mang đến giường bệnh và kết hợp đăng tải hình ảnh lên hồ sơ bệnh án. Chất lượng hình ảnh của máy siêu âm ngày càng cải thiện, rõ nét hơn rất nhiều so với ngày xưa. Ngày nay, máy siêu âm có thể dùng theo dõi các dây thần kinh nhỏ, các thay đổi ở nang phổi, thậm chí gián tiếp đo áp lực nhãn cầu mắt. Máy siêu âm có thể xem như cánh tay phải cho các bác sĩ tại ICU. Đa số các bác sĩ ICU tại Hoa Kỳ và bác sĩ chuyên khoa đều được đào tạo cơ bản về cách vận hành máy siêu âm ICU.

V. SAU ICU LÀ GÌ?

1. Nếu bệnh nhân phục hồi sau khi vào ICU

Phần lớn bệnh nhân sau khi chữa trị trong ICU sẽ phục hồi, được đưa ra ngoài điều trị ở khoa nhẹ hơn để chuẩn bị về nhà. Tuy rằng bệnh tình của bệnh nhân đã khá lên, nhưng họ vẫn còn rất yếu và khả năng quay lại ICU hay bệnh viện là rất cao. Các nghiên cứu cho thấy rủi ro quay lại bệnh viện hay ICU cao nhất trong ba mươi ngày sau khi xuất viện. Dưới đây là những cách để giảm rủi ro quay lại bệnh viện và khoa ICU.

Theo dõi kỹ với bác sĩ gia đình và bác sĩ chuyên khoa: Khi vào bệnh viện hay ICU, bác sĩ có thể sẽ đưa ra những trị liệu mới như thuốc huyết áp mới, thêm thuốc chống đông máu, hay thuốc trụ sinh chữa nhiễm trùng, nên quý vị cần phải theo dõi tác dụng phụ nếu có của thuốc sau khi ra khỏi ICU. Bệnh nhân và gia đình cần gọi bác sĩ gia đình ngay nếu có những biến chứng khi dùng thuốc mới.

Tuân theo các hướng dẫn điều trị: Bệnh nhân ICU cần phải tuân thủ các hướng dẫn điều trị để mang lại khả năng phục hồi cao nhất. Ví dụ như sau khi mổ thì phải chăm sóc vết thương ở nhà thế nào hay sau khi bị đột quỵ thì tập thể dục ở nhà ra sao.

Có chế độ dinh dưỡng hợp lý, tăng dần phù hợp với thể trạng và điều kiện phục hồi của người bệnh: Do nằm viện lâu nên hệ tiêu hóa sẽ không khỏe và hiệu quả như trước khi vào ICU. Bệnh nhân nên bắt đầu bằng các thức ăn nhẹ, lỏng, dễ tiêu hóa, kèm theo đủ chất xơ, trái cây, tránh các món quá mặn, hay đồ ăn đã lên men, chứa nhiều dầu mỡ. Theo dõi kỹ các triệu chứng táo bón, tiêu chảy, hay ói mửa, đặc biệt là sau khi mổ vùng bụng để kịp thời ngăn ngừa các biến chứng.

Tập thể dục và vật lý trị liệu vừa phải: Các nghiên cứu chỉ ra vật lý trị liệu tại nhà giúp bệnh nhân mau phục hồi sức khỏe. Vì vậy, quý vị nên khuyến khích người thân cử động đơn giản, nhiều lần sau khi xuất viện từ ICU, kết hợp với các bài tập xương khớp cơ bản (Bs Wynn Tran có hướng dẫn tập trị liệu cơ bản trên kênh YouTube).

Có sự hỗ trợ tinh thần từ gia đình và bạn bè: Tinh thần tốt sẽ giúp hệ miễn dịch khỏe mạnh và quá trình hồi phục từ ICU nhanh hơn. Khuyến khích người bệnh xem các phim nhẹ nhàng, hài hước, hay đọc sách. Sự chăm sóc tinh thần từ người thân sẽ giúp bệnh nhân phục hồi sau ICU nhanh hơn.

2. Nếu bác sĩ không thể chữa khỏi bệnh trong ICU

Đôi khi các bác sĩ và người thân đã cố hết mọi sức, nhưng các cách chữa trị không có hiệu quả, bệnh nhân ở trạng thái không thể phục hồi, nằm rất lâu trong ICU ở tình trạng sống dựa vào máy thở hay máy tuần hoàn có khi đến vài tuần hay vài tháng. Lúc này, có nên tiếp tục duy trì sự sống của bệnh nhân trong khi chất lượng sống không còn là một câu hỏi khó khăn cho cả người thân và bác sĩ chữa trị.

Câu hỏi quan trọng ở thời điểm này là lúc còn tỉnh táo, người bệnh có muốn cuộc sống của mình sau này dựa hoàn toàn vào máy thở, không có chất lượng, và phải sống trong đau đớn hay không?

Một số cách thức mà người thân có thể xem xét vào hoàn cảnh này là:

Chữa trị giảm nhẹ: Sẽ có lúc các phương pháp chữa trị người thân của quý vị không còn hiệu quả để giúp phục hồi, bác sĩ có thể đề nghị chữa trị giảm nhẹ để giúp người thân của quý vị ra đi nhẹ nhàng. Chữa trị giảm nhẹ là chữa các triệu chứng làm giảm đau, giảm khó chịu như khó thở, đau nhức. Các thuốc thường dùng là morphine hay thuốc an thần giúp người bệnh bớt đau đớn và sợ hãi những phút cuối đời.

Quyết định rút ống thở: Đây là một quyết định quan trọng đối với gia đình và bác sĩ điều trị, đồng nghĩa với việc chấm dứt sự sống của bệnh nhân. Quyết định này không dễ dàng và cần sự đồng thuận từ gia đình cũng như xem lại mong ước trước khi vào bệnh viện của bệnh nhân. Thường quyết định này xảy ra sau khi bệnh nhân đã vào ICU một thời gian và các chữa trị cho thấy không có kết quả. Trong trường hợp không rút ống thở sau vài tuần ở ICU, bác sĩ sẽ giới thiệu khoét một ống dưới thanh quản (Tracheostomy) để có thể đưa ống thở trực tiếp vào phổi mà không cần phải qua đường miệng.

Nếu chẳng may người thân của quý vị qua đời tại ICU. Dù đã được tận tình cứu chữa, một số bệnh nhân sẽ rời ICU bằng đường thang máy xuống nhà xác. Chứng kiến người thân bị bệnh nặng, trải qua những ngày tháng đau đớn và cuối cùng ra đi là điều không dễ dàng cho người ở lại. Chúng tôi thật lòng chia buồn trước những mất mát của quý vị. Chúng tôi mong quý vị hãy dành chút thời gian lo cho sức khỏe của chính mình. Tôi thường nói với người nhà có người thân mất ở ICU là nỗi đau giờ đây không còn ở người ra đi mà sẽ còn với người ở lại.

Tùy trường hợp, bác sĩ tại ICU hoặc bác sĩ gia đình sẽ ký giấy chứng tử cho bệnh nhân. Trong tờ giấy này, bác sĩ sẽ ghi rõ lý do tử vong và các bệnh nền khác có thể dẫn đến tử vong.

NHÀ XUẤT BẢN LIÊN PHẬT HỘI

UNITED BUDDHIST PUBLISHER (UBP)

Westminster - California - USA

Tel: +1 (714) 889-0911

Email: publisher@pgvn.org

Website: www.unitedbuddhist.org / lienphathoi.org

CHUYỆN ICU

LÁ GAN HẠNH PHÚC

PGS. BS. HUỲNH WYNN TRẦN

Xuất bản lần thứ nhất tại Hoa Kỳ năm 2023

Phát hành trên hệ thống POD toàn cầu

theo thỏa thuận giữa Tác giả và NXB Liên Phật Hội

Biên tập, hiệu đính & thiết kế bản in:

Nguyễn Minh Tiến

www.ingramcontent.com/pod-product-compliance
Lightning Source LLC
LaVergne TN
LVHW040417051026
849517LV00002B/349
* 9 7 9 8 3 3 0 3 3 6 1 2 8 *